Elisa Ramundo

Koala Strategy
La storia di un sogno

a cura di Flora Casalinuovo

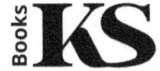

Koala Strategy - La storia di un sogno
di Elisa Ramundo

Tutti i diritti riservati
© 2022 Koala Strategy Ltd.
www.koalastrategy.com

KS Books è parte di Koala Strategy Ltd. con sede amministrativa a 60 Fairfield Road - London, E3 2US, United Kingdom

ISBN 978-1-915373-99-1
I edizione febbraio 2022

Tutti i diritti sono riservati. Nessuna parte di questo libro può essere riprodotta, memorizzata o trasmessa in alcuna forma e con alcun mezzo, elettronico, meccanico, in fotocopia, in disco, o in altro modo, compresi cinema, radio, televisione, senza autorizzazione scritta dell'Editore. Per informazioni, scrivere a info@koalastrategy.com

Progetto artistico: Gari Artola - inesfera.com
Immagine di copertina: Irati Guarretxena - letitare.com

Koala Strategy
La storia di un sogno

Indice

Prefazione — 7

New York
  2014 — 13

Italia
  2008 — 19, 25
  Estate 2008 — 33
  Autunno 2008 — 37
  2009 — 43

Chicago
  Autunno 2009 — 49
  2010 — 59
  Da Chicago a Washington, DC — 63

Washington, DC
  2010 — 67

Europa
  In giro per l'Europa — 73

Italia
  2012 & 2013 — 79

New York
- 2014 — 87, 95
- 2015 — 101
- 2016 — 107, 121
- Autunno 2016 & Inverno 2017 — 131
- 2017 — 141
- 2018 — 149, 155, 165, 169, 175, 181, 189, 195

Italia
- 2018 — 201

Mondo
- 2019 — 207, 213, 221

Boston
- 2020 — 227

In Volo
- 2021 — 233

Londra
- 2022 — 239

Prefazione

2 dicembre 2020

Ricordo che, al ginnasio, il professore di lettere ci ripeteva spesso che la regola aurea per il tema perfetto era una: domandarsi sempre se quello che stavamo scrivendo interessasse veramente al lettore. Se la risposta era un sonoro sì, si poteva proseguire. Questo vale ancora di più per un libro. Così mi sono arrovellata a lungo: potevo raccontare la mia storia? Potevo superare la riservatezza e il riserbo con cui ho custodito certe vicende? Ma le avventure incredibili che si sono susseguite da quando mi hanno diagnosticato il cancro, nel giugno 2008, hanno spazzato via i dubbi. E intanto, nel mio cuore, si è fatto spazio il desiderio di condividere pensieri ed emozioni che mi hanno accompagnato in tutti questi anni.

Così, con il preziosissimo aiuto della giornalista Flora Casalinuovo (che ringrazierò sempre per la pazienza e cura che ha avuto nell'aiutarmi in questo progetto), ho finalmente messo nero su bianco queste pagine che hai tra le mani, che sono un po' un romanzo, un po' una biografia. Infatti, quando ne ho parlato con lei, le ho spiegato che volevo che il mio fosse un libro 'sulla vita' e non 'sul cancro', anche se tutto comincia proprio da lì, da una diagnosi che mi è arrivata addosso quando stavo costruendo il mio futuro. Capitolo dopo capitolo, l'attenzione si sposta sulla vita appunto, che vince sulla malattia e sulla 'paura di non farcela'.

Non credo riuscirò mai a dimenticare le notti insonni e l'angoscia costante che mi hanno accompagnato durante la malattia, ma se ripenso ora a quel periodo e lo guardo alla luce di quello che è accaduto dopo, tutto assume un significato e un peso diversi. Non perché il cancro non sia stato un nemico infido e durissimo, ma perché la vita ha vinto. E se allora mi avessero detto che non solo sarei tornata a sorridere, ma sarei riuscita a realizzare ogni sogno, credo che avrei affrontato tutto con più serenità.

Quando nel 2008 mi sono trovata a percorrere i corridoi dei reparti di oncologia e ho trascorso tante, troppe, ore sulle poltrone per l'infusione della chemioterapia, i libri erano i miei compagni e mi permettevano di evadere o concentrarmi su qualcosa di diverso. All'epoca i social media erano un altro mondo. Leggere era l'unica ancora di salvezza. So di non poter donare la guarigione a chi si ammala, non sono un medico o un ricercatore, ma se con la mia storia riuscissi a regalare un sorriso, una speranza, avrei raggiunto il mio obiettivo.

Ecco perché consegno al mondo (ok, meglio non esagerare...), a chi vorrà leggermi, la mia storia. Questo libro è per tutti ma è soprattutto per te, che stai combattendo contro un tumore. Vorrei che riuscissi a proiettarti al di là di prognosi, terapie ed esami e trovassi la forza di sognare o pensare al tuo progetto. Magari quello che hai abbandonato proprio per colpa della diagnosi o che era rinchiuso in un cassetto in attesa di chissà quale segno del destino...

Uno dei consigli che mi capita spesso di dare a chi mi racconta di essere ammalato è quello di non ascoltare gli altri, specie i pessimisti incalliti, perché ogni storia è assolutamente unica e personale. Ecco, c'è un'eccezione a questo: ascolta invece le vicende positive, nutriti delle vibrazioni che emanano. Per questo ti regalo la mia, con la speranza che possa in qualche modo aiutarti.

Quanto bello sarebbe avere la sfera di cristallo e sapere in anticipo che andrà tutto bene, soprattutto in quelle giornate nere, quelle in cui stai male fisicamente e fai fatica ad avere fiducia nel futuro. Ecco, proprio in quegli istanti mi piacerebbe che tu ti ricordassi di me e pensassi che se è successo a me può succedere anche a te, e magari tra un po' di tempo, sarai tu a raccontare una storia più bella della mia.

NB: alcuni nomi e dettagli sono immaginari.

Elisa

CAPITOLO 1
NEW YORK
2014

Vestiti, tacchi e trucco sono quelli delle grandi occasioni. Mi specchio per vedere l'effetto finale: perfetto. Poi gli occhi passano dal mio abito alle luci di New York. In questa casa, le vedo dalla finestra della camera da letto al 36esimo piano e sono così scintillanti che spesso, di notte, non devo neanche accendere la lampada per leggere. Alla radio sta passando L-O-V-E di Nat King Cole, uno dei miei brani preferiti. Lo canticchio mentre mi sistemo e ballo davanti allo specchio. Megan e Kelly, le mie coinquiline, mi chiamano interrompendo il mio 'momento Broadway'. Loro sono già sulla porta di casa, siamo in ritardo, la limousine ci aspetta parcheggiata davanti all'ingresso. Devo darmi una mossa. È mercoledì, serata dei single per eccellenza, e a New York si esce per divertirsi e, perché no, incontrare qualche uomo affascinante.

Mi guardo ancora allo specchio e sorrido. Sembra un film, anzi un telefilm, una delle tante puntate di

Sex and the City, quelle che mi hanno accompagnato durante i miei studi universitari. Invece si tratta della mia quotidianità. A 34 anni vivo nella Grande Mela, nel cuore di Midtown: Times Square è la mia stella cometa, lavoro per una società che si occupa di diritto della concorrenza e abito in un condominio multiaccessoriato, come quelli di Charlotte e Samantha, con piscina, palestra e tanto altro. C'è il concierge 24 ore su 24, che non mi fa mai mancare un sorriso e mi consegna lettere e pacchi, anche in piena notte; la sala cinema e la cucina comune, dove infatti invito gli amici per feste che ormai sono leggendarie; il camino elegante; CVS, la farmacia in cui puoi trovare sempre tutto, e il coffee shop sotto casa sempre aperti, proprio come questa città che non dorme mai.

Quello che si vede nelle serie tv qui non è fantasia, diventa realtà. Un mondo di lustrini, esagerazioni, appuntamenti al buio. Una bolla assurda e divertente. E io ne faccio parte. Quanto l'ho sognata, la vita americana. Sin da bambina, durante i miei pomeriggi tranquilli sui libri, tutti passati a Este, in provincia di Padova, dove sono cresciuta.

Mi ricordo che a 8 anni volevo già diventare avvocato e girare il mondo. Ero quella che si direbbe "una bimba abbastanza pacata e ubbidiente" ma le ingiustizie non le sopportavo proprio, difendevo i più deboli e salivo sulle barricate per i miei piccoli ideali. Insomma, una legale dentro, nel Dna.

Così, da perfezionista, ho progettato tutti i passi necessari per trasferirmi negli States: il liceo classico per avere le basi giuste, la laurea in Giurisprudenza con lode, a Bologna perché l'ateneo offriva parecchie possibilità di partecipare al progetto Erasmus, il semestre di studio all'estero. Poche distrazioni (ragazzi compresi) e tanta fatica. Così ce l'ho fatta.

New York è la mia terza tappa, dopo il Master alla prestigiosa University of Chicago Law School e un'esperienza a Washington, DC. Non potrei stare meglio: carriera decollata, tanti amici, due coinquiline splendide che mi stanno svelando i segreti di questa città. E, soprattutto, degli uomini che ci vivono. Per fortuna, ho dimenticato Olivier, il ragazzo francese per cui avevo perso la testa qualche mese fa e che poi si è dileguato, come la neve di gennaio che si era sciolta in fretta. È tempo di conoscere gente nuova. Il *dating*, ossia andare ad appuntamenti romantici con il ragazzo di turno, qui è un'arte e seguo le regole con il giusto mix di gioia e disincanto. Stasera, quindi, si va nel locale più trendy del momento, Catch, a Meatpacking. È un ristorante molto cool, con terrazza scenografica. Nel weekend devi anche sorbirti una discreta fila per entrare e nel tavolo accanto, mentre assaggi un sushi memorabile, puoi vedere attori e personaggi famosi. L'atmosfera è intrigante: luci soffuse sullo sfondo, gente che sorseggia atteggiata cocktail dai nomi spesso complicati e si scambia confidenze.

Ci accomodiamo anche noi a un tavolino al centro, pronte a ordinare un drink e a dare il via alle danze. Megan e Kelly ridono e lanciano scommesse sui milionari che conosceranno e mi unisco, un po' titubante, alle loro previsioni. Quando, a un tratto, la vedo. La ragazza seduta proprio di fronte a noi sembra persino più giovane di me: anche lei bionda ed elegante, con il port, il catetere per la chemioterapia, che s'intravede dalla scollatura della camicetta.

È un fulmine a ciel sereno, una fitta che mi ottenebra la mente e mi costringe a tornare indietro, a ripensare a quel dolore che vorrei archiviare. Perché ci sono passata anche io. Ho avuto un cancro e posso capire alla perfezione quello che sta provando quella ragazza. Vorrei avvicinarmi a lei, abbracciarla e sussurrarle nell'orecchio che andrà tutto bene, tornerà a sorridere, potrà ricominciare e realizzare ogni sogno.

Quando ho ricevuto la diagnosi, e ho sentito per la prima volta la parola tumore, stavo attraversando un momento fantastico: mi preparavo a frequentare il famoso Master a Chicago. Mi sentivo immortale. Invece, in un istante, tutto è crollato sotto i miei piedi. L'immortalità ha ceduto il passo a un senso di caducità e insicurezza che ho voluto combattere giorno per giorno. Oggi, quando mi guardo indietro e riavvolgo il nastro della mia esistenza, mi rendo conto che per me la speranza non è stata una parola vuota, un'etichetta da appiccicare su determinate fasi dell'esistenza, come se non rimanesse altro. Ho provato, all'inizio forse senza rendermene conto, a trasformarla in un imperativo, un dovere. Mi sono ammalata di cancro a 30 anni e ho voluto mettercela tutta. E tornare più forte di prima per riprendermi quello che avevo perso.

CAPITOLO 2
ITALIA
2008

Mi ricorderò per sempre il 2008. Non credo molto nel destino, preferisco pensare che tutto dipenda dalle proprie forze, che si possa imprimere la giusta direzione alla vita, faticando e osando. Invece in quell'anno particolare ho scoperto che la sorte esiste e assomiglia a una dama beffarda e potente, che può stravolgere tutto.

Abito a Roma, ho 29 anni e lavoro in un prestigioso studio legale. Presto, però, traslocherò. Oltreoceano. Già, sto preparando tutte le carte che mi porteranno a frequentare il Master in Legge all'Università di Chicago. Per capirci, quello in cui ha mosso i primi passi e insegnato Barack Obama, candidato ora alla presidenza degli Stati Uniti.

Quando ho ricevuto la risposta positiva alla domanda di ammissione ho urlato di gioia, di fronte allo sguardo quasi incredulo dei miei genitori che, ne sono certa, hanno pensato "Elisa ce l'ha fatta un'altra volta". Sì, perché sembrano frasi fatte, molto standard, eppure questo traguardo significa tutto per me, un fantastico risultato frutto di molti anni passati sui libri a studiare.

Sto attraversando un momento perfetto. O quasi. Infatti, da qualche tempo non sono in forma: malesseri vari, soprattutto all'intestino, costellano le giornate. Ma lo so, è colpa dello stress. Anche i weekend si trasformano in una corsa a ostacoli tra gli impegni. Sarò semplicemente stanca e nervosa. Non può essere altro: non ho ancora compiuto 30 anni, non ho mai bevuto un goccio di alcol o fumato una sigaretta e in famiglia malattie e acciacchi non hanno fatto mai parte del nostro vocabolario.

Proprio in questi giorni sono a casa, a Este. Mi sono concessa un piccolo stacco per godermi i genitori e festeggiare il diciottesimo compleanno di mia sorella Giulia.

In famiglia siamo in cinque: papà Claudio, uomo tutto d'un pezzo, dedito al lavoro nel settore delle assicurazioni; mamma Simonetta, la classica madre dolce e super presente; io, la figlia maggiore, e poi le piccole. Con Valentina abbiamo solo 11 mesi di differenza, in pratica siamo gemelle, mentre Giulia è la cucciola di casa.

Oggi è il suo compleanno. Ma davanti alla torta e alle candeline da soffiare, io fuggo in bagno per l'ennesima volta. Allora, mamma sbotta: «Devi andare dal medico». Lo farò, più per non sentire i suoi borbottii che altro. Andrà tutto bene. Anche se, da quella sera, una sensazione strana mi accompagna. Fatico a prendere sonno. Di solito, nel letto, mi proietto nel futuro, gioco a vedermi già in America, a studiare dove si sono formati i migliori avvocati del mondo. Ora non ci riesco, il gioco sembra inceppato.

Ho iniziato il tour medico. Non uso queste parole a caso, perché assomiglia davvero a un viaggio della salute. Dopo visita e primi test a Este, sono volata a Bari. Mia sorella Valentina abita qui e lei e il fidanzato sono riusciti a prenotarmi una colonscopia in tempi brevi.

Il primo esame, dicono i tecnici, non dà un risultato chiaro e quindi va ripetuto. Lo faccio, come un'azione di routine, un fastidio necessario per sgomberare il campo da inutili preoccupazioni e poi dedicarmi agli Stati Uniti. Qualche giorno fa ho conosciuto una ragazza: anche lei sta per partire per Chicago e potremmo affittare un appartamento insieme.

Ecco i pensieri che mi attraversano la mente questa mattina, mentre mi vesto per la seconda colonscopia. Come a ogni appuntamento, mi preparo con cura: voglio essere pronta e al meglio.

È giugno e il tempo riflette alla perfezione il calendario, con l'aria che più tersa non si può e il caldo che accarezza il viso. Entro in ospedale: infermieri, sedazione e via...

Quando mi risveglio, mi chiedono subito di raggiungere il medico nel suo studio. Mi colpisce il contrasto con il cielo azzurro fuori dalla finestra e il grigio di questa stanza, cupa e quasi capace di togliere il fiato. O forse a troncarmi il respiro è l'espressione del dottore. Capisco subito che qualcosa non va: lui non mi guarda negli occhi, fatica a parlare.

«Non ho belle notizie», comincia così, e poi farfuglia una serie di termini tecnici che non capisco molto. Non pronuncia la parola tumore, usa neoplasia, quasi potesse fare meno male, tanto che sono io a chiedere se stiamo parlando di cancro. Lui annuisce e l'aria tiepida che entra dalla finestra diventa ghiaccio in un istante, come se tutto si fosse pietrificato.

Mia sorella scoppia a piangere, mentre io mantengo il controllo. Devo farlo, non posso crollare anche io. Il medico inquadra la situazione, preannuncia che servirà un intervento, ma che al giorno d'oggi questo tipo di operazioni sono la norma e la situazione potrebbe risolversi presto. Sembra che non voglia ingigantire la diagnosi, ma io non sono molto lucida. Riesco solo a spiegargli che a settembre dovrei partire per gli Stati Uniti e lui mi congeda con un lapidario «aspettiamo dopo l'intervento».

Il colloquio dura 10 minuti, al massimo 15, non riesco a chiedergli altro, forse devo metabolizzare io per prima la notizia. Mi aggrappo ai miei progetti per attaccarmi alla vita e cerco di sdrammatizzare. È più facile negare la realtà.

Usciamo dallo studio medico e ci avviamo verso l'uscita. Guardo le facce delle persone sedute in sala d'attesa. Non sento le loro voci. Vedo solo i loro volti. Qualcuno sorride, qualcun altro è impegnato con il cellulare. Mi trovo di nuovo nel mondo, ma sono ufficialmente una malata di cancro. E provo una sensazione che diventerà sempre più frequente: gli altri vanno avanti, continuano con le loro azioni di sempre mentre la mia esistenza si sta sgretolando e non ci posso fare proprio nulla.

Il fidanzato di mia sorella ci aspetta fuori. Non servono discorsi troppo lunghi, bastano gli abbracci e le loro lacrime. Io non piango ancora e non lo farò a lungo. Agisco come un automa, eseguo ordini, i miei sentimenti paiono isolati, distaccati da me. Perché sono troppo sconvolgenti per esprimerli.

Devo avvisare mamma e papà. Al telefono minimizzo. Lo fanno anche loro. Ci proteggiamo a vicenda così. Ci costruiamo una piccola corazza. Chissà se basterà.

CAPITOLO 3
ITALIA
2008

Sono giornate strane. In attesa dell'intervento. Vivo sospesa, cerco di camminare come un'acrobata che traballa in equilibrio su un filo sottilissimo e sotto ha solo il vuoto. Sono crollata davvero una sola volta, subito dopo la diagnosi. In bagno, a casa, mi sono guardata allo specchio, quasi senza riconoscermi. Il mio volto mi è sembrato estraneo, lontano. Ho sussurrato tre parole: "ho il cancro" e poi mi sono accasciata a terra, con le lacrime a rigare il viso. Rialzarmi mi è costato così tanta fatica, come se avessi uno zaino enorme e pesante sulle spalle e delle zavorre ai piedi.

Sono stata catapultata in un universo sconosciuto, estraneo, fatto di termini medici così forti e asettici, e di decisioni cruciali: dove farmi curare? Chi è il chirurgo migliore? Non ne so nulla e mi blocco persino davanti ai dettagli che ora non mi sembrano vitali, come tagliare i capelli o fare il tatuaggio semipermanente alle ciglia... Così, provo a vivere facendo finta di niente. Vado persino al matrimonio di un amico, senza dire nulla. In fondo, mi costruisco delle piccole bolle di normalità, in cui posso provare a comportarmi come se nulla fosse, a dimenticare che dovrò operarmi perché ho un tumore.

Poi, le bolle scoppiano e la realtà urla forte. Succede diverse volte. Per esempio, quando devo annullare l'appuntamento con Maria, una mia cara amica che rientrava da Bruxelles e con cui avremmo dovuto vederci per uno dei nostri weekend di chiacchiere e buon cibo. Sarà la prima delle tante cose che dovrò posticipare, mettere tra parentesi o cancellare. Ogni volta è uno strappo al cuore.

Con Maria sono onesta: le confesso cosa mi sta succedendo, senza pensarci molto e senza troppi giri di parole ed è una delle poche persone con cui lo farò. La saluto dicendole che devo capire come sarà il futuro.

Me lo chiedo spesso in quei giorni. L'altro interrogativo che scandisce le ore, come il rintocco di un orologio, è perché questa assurda malattia abbia colpito proprio me.

Ma poi capisco che non possiedo la risposta, anzi non esiste ed è sbagliata anche la domanda perché mi fa deragliare, mi toglie energie. Così, quando mia sorella mi osserva angosciata e si lascia scappare proprio questa frase, la liquido dicendole che sono cose che succedono. Punto. Certo non è facile per me scendere a patti con questa nuova realtà, accettare di essere malata, anzi essere in pericolo.

Ma sento che interrogarmi su questo non mi porta a nulla. Non mi dà le risposte alle domande che veramente contano. Ce la farò? Tornerò alla mia vita di prima? Come posso fare per curarmi e finire tutto bene e presto?

Il sogno americano rimane la mia bussola, il mio sole, la mia linfa vitale. Ogni dolore, ogni sacrificio, ogni sfida: affronto e affronterò tutto per volare oltreoceano. Qualcuno ha definito il cancro una "malattia esistenziale". Ora capisco perché. Una diagnosi del genere stravolge la tua vita, soprattutto se la provi da giovane: scopri di non essere immortale, perdi immediatamente spensieratezza e forza, diventi più fragile e timorosa e non solo davanti ai problemi di salute. Allora, darsi uno scopo, qualcosa a cui tendere, diventa fondamentale. Per me è il Master a Chicago, ma potrebbe essere tanto altro: un nuovo lavoro, una vacanza speciale, le nozze tanto attese... Bisogna scovare, o ritrovare, il proprio sogno e non abbandonarlo più, perché un tumore può avere una forza distruttiva enorme. È un terremoto anche emotivo che rischia di spazzare via i desideri e sta a noi farli risorgere pian piano. Il cancro a 30 anni non ti permette neanche di guardare al futuro, cancella il domani. No, io ho deciso di far risorgere l'orizzonte. O almeno voglio credere che sarà possibile, un nuovo orizzonte.

Le due settimane che mi separano dalla sala operatoria segnano il mio ingresso nel mondo dell'oncologia. Passo da un esame all'altro, da un infermiere a un radiologo per capire quanto sia estesa la massa che si sta impossessando del colon. Tutte le persone che mi vedono in ospedale hanno una strana espressione dipinta in volto, come se si chiedessero perché una ragazza così giovane debba calcare quei corridoi. Odio quello sguardo, spesso accompagnato dalla pietà. Io non voglio essere compatita da nessuno e desidero operarmi prima possibile. Per strappare il cancro dal mio corpo. Intanto, devo anche sgomberare il mio appartamento romano. Lo svuoto, chiudo tutto e chiedo alle mie coinquiline di non farsi trovare in casa perché mi farebbe troppo male salutarle, magari per sempre. Archivio questo capitolo in fretta, come una ladra che fugge dalla scena del furto. Solo che la vittima sono io.

Ecco il giorno fatidico. Il calendario sembra ironico: mi ricoverano a una settimana esatta dal trentesimo compleanno. Preparo la borsa dell'ospedale insieme a mamma. Ci metto capi speciali, niente pigiami da malata, ma tessuti che mi fanno sentire bella.

Varco la soglia del Policlinico di Bari per gli ultimi esami con una tranquillità insolita perché, in fondo, spero di cavarmela con un'operazione. E basta. Poi, però, arriva il medico che mi fa firmare il modulo del consenso informato e mi spiega nei dettagli quello che accadrà. In quel momento, realizzo davvero che le abili mani del chirurgo potrebbero non bastare. Rileggo più volte le righe del documento: succederà proprio questo, non ci sono più dubbi.

La notte prima dell'intervento cerco di raccogliermi in me stessa, racimolo forze e razionalità. Sono in camera da sola, mi rigiro nel letto e mi sveglio spesso, pregando che sia tutto un incubo. Già, la religione. Mia mamma è una praticante autentica e in questi mesi la vedrò spesso rivolgere le sue richieste al cielo. Io ho sempre fatto fatica, ma ora provo per la prima volta, e sulla mia pelle, il conforto delle preghiere.

Entro in sala operatoria. L'anestesista mi sussurrerà poi che sono una delle poche pazienti che ha visto addormentarsi con il sorriso. Mi viene tutto spontaneo perché anche in questo momento sto pensando all'America, a Chicago e al Master. So che puo' sembrare assurdo o forse esagerato, ma concentrarmi su qualcosa di bello, sul mio sogno appunto, mi ha aiutato ad affrontare la paura di quei momenti prima dell'intervento.

Il chirurgo a cui è affidato il mio destino è magro, con occhiali e capelli brizzolati. Calmo e pacato, mi colpisce per il modo di fare elegante e discreto, come le parole che usa, sempre pacate e misurate, e per lo sguardo rassicurante, che vedo proprio prima di addormentarmi e quando mi risveglio. Apro gli occhi e lui mi spiega che l'operazione è durata più di otto ore, è stata complessa ed è servita per rimuovere ben 20 centimetri del colon. Ora ho la famosa stomia, un piccolo buchino con un sacchetto che in pratica fa le veci del mio intestino. Nei prossimi giorni dovremo valutare come sto e se, per esempio, dovrò tenere il sacchettino per sempre o invece il mio organismo riprenderà a funzionare come prima.

Le ossa assomigliano a cocci di stoviglie rotte, sento dolori ovunque e anche cambiare posizione a letto mi costa una fatica immane. Le prime 48 ore mi sembrano le peggiori, poi comincio a riprendermi, ad avere più energia per le piccole cose e a sfoderare addirittura un pizzico di ironia con dottori e infermieri.

La mamma e Valentina restano sempre al mio fianco, come speciali angeli custodi. Mi coccolano e mi tengono compagnia, chiacchierando di tutto pur di alleggerirmi i pensieri. Non dimenticherò mai l'immagine di loro che mi spazzolano i capelli, mi aiutano a vestirmi o provano a far scomparire, come per magia, le occhiaie violacee che mi segnano gli occhi.

Ho sempre voluto prendermi cura del mio aspetto. Mi sono resa conto che farlo anche mentre si vive l'esperienza di una malattia così devastante può rivelarsi di grande aiuto: in quei momenti non ti senti più indipendente, ti vedi a pezzi, il cancro sta distruggendo tutto e il tuo corpo lo testimonia senza mezze misure. Un velo di trucco o un abito colorato, invece, si prendono la rivincita, ti fanno sentire quasi normale e ti regalano una potente iniezione di autostima. Ancora più potente è quella che mi arriva da A., il figlio della donna che da qualche giorno è in camera con me. Deve avere quasi la mia età e si ferma sempre a chiacchierare. Mi strappa parecchie risate e mi guarda interessato, come se non vedesse cateteri e tubicini tutti intorno al letto. Come se fossi una ragazza interessante. E sana.

Invece, la realtà è molto diversa. Sei giorni dopo l'intervento arriva l'esame istologico e il quadro che mi ero disegnata diventa molto più cupo. Il tumore è infiltrato e ha coinvolto ben sei linfonodi. Per la prima volta, piango davvero. Chiedo ai medici e a mamma di uscire dalla stanza e scoppio in lacrime. Realizzo che la mia vita sta davvero cambiando, non si torna più indietro. La strada verso l'America si è interrotta per colpa di una valanga chiamata cancro, che ha sbarrato il passaggio e può travolgere tutto. Non ho nemmeno 30 anni e mi sento senza difese.

Il compleanno lo festeggio in ospedale. Non posso neanche mangiare, un gelato sarebbe il regalo più bello, ma mi devo accontentare dei fiori di A., il figlio della signora ricoverata nel letto accanto al mio. Quel suo gesto è l'unico in grado di consolarmi un po' in questo giorno terribile.

Gli amici mi chiamano per gli auguri: pensano che sia in giro per il mondo, perché di solito festeggio così, invece confesso che sono in ospedale. Tanti mi inondano di dolcezza e affetto, altri solo di parole vuote. Ma non deve essere facile rapportarsi con chi ha il cancro. Lo imparerò nei mesi futuri. Per ora mi aspettano solo le dimissioni, il ritorno a casa per la convalescenza e poi il passo più gravoso: l'incontro con l'oncologo, che deciderà il mio destino.

CAPITOLO 4
ITALIA
ESTATE 2008

L'oncologo si chiama Professor V. o l'uomo che non ride mai. Non è uno slogan pubblicitario, ma l'amara verità: mi offrirà un sorriso pieno soltanto alla fine. Alla fine di chemioterapie, di visite, esami e colloqui inquietanti. All'inizio non lo tollero, poi capisco che, in fondo, è un modo per proteggerci. Proteggere me stessa da finte illusioni e dal dolore. Proteggere se stesso da un lavoro che lo fa camminare fianco a fianco con la morte.

Comunque, il Professor V. mi ricorda un po' Silvio Berlusconi: sempre abbronzato, capelli scuri, naso leggermente allungato e un accento milanese che si nota subito. Diretto, di poche parole, mi fa accomodare nel suo studio all'ospedale San Raffaele insieme a papà. Mi aspetto un po' di empatia, un atteggiamento più caldo: in fondo sono una ragazza a cui hanno diagnosticato un cancro e sono qui a stabilire le cure più efficaci, mentre le mie amiche preparano la valigia per le vacanze e decidono se sposarsi in Chiesa o in Comune...

Invece la compassione non è contemplata, almeno per ora, tanto che il Professor V. dà il via a una serie di domande incalzanti. Non mancano nemmeno quelle sulla maternità: se voglio diventare madre, mi spiega veloce, è meglio congelare ora gli ovuli e preservare quindi la fertilità, che altrimenti potrebbe essere compromessa dalle terapie.

Non riesco a rispondere, le parole si bloccano in gola, è tutto così difficile.

Poi l'oncologo mi illustra le due strade possibili: una terapia classica, già usata, e un'altra sperimentale e più forte perché si avvale dell'azione combinata di due chemioterapici insieme. Blocco subito la conversazione: «Cominciamo subito la seconda, preferisco iniziare il prima possibile». Perché voglio salvarmi, il prima possibile, e poi partire.

Timidamente, spiego al medico del Master e del sogno americano e gli chiedo addirittura di seguire le cure a Chicago.

«Tutto è possibile» risponde lui con voce neutra. «Ma credo sia meglio stare qui, vicina alla famiglia, che potrà aiutarla a gestire gli effetti collaterali del trattamento».

Riesco solo a sussurrare un laconico «Va bene». Poi seguo mio padre fuori dalla stanza. Raggiungiamo in silenzio la macchina. Saliamo in auto e ripartiamo, direzione Este. Senza dire nulla, a un certo punto ci fermiamo in autogrill e spizzichiamo un toast, ognuno assorto nei propri pensieri. È una cappa di tristezza quella che ci circonda. Io mi sento in preda a un sentimento che mi accompagnerà per tutti i mesi futuri: il senso di colpa nei confronti della mia famiglia. Sono la causa del terremoto che ha sgretolato le fondamenta della quotidianità, di questo dolore incommensurabile, perché non c'è nulla di peggio che vedere la propria figlia in pericolo. Così, con una fatica immane, cerco di mostrare la solita Elisa di casa, quella brava e posata. Fingo di stare meglio della realtà e provo a nascondere le crepe al cuore. Trangugiando l'ultimo morso del toast, faccio a me stessa una solenne promessa: i miei non mi vedranno mai piangere, non dovranno sopportare neanche un secondo la mia disperazione. Sarò io a farmene carico, da sola. Imparerò invece, negli anni, che non c'è nulla di sbagliato, anzi, nel condividere dolore e paure. Essere vulnerabili è forse la caratteristica che ci rende più umani. Infatti, chi mi conosce bene, come i miei genitori e le mie sorelle, ha capito che la mia è soltanto una corazza, più dura questa volta, che indosso per proteggere loro, ma anche me stessa, dalla paura che questo male possa prendersi tutto e presto.

Arrivata a casa, realizzo che devo avvisare l'università di Chicago. Lo faccio il giorno dopo, quando scrivo la mail più difficile di quella folle estate. Chiedo di congelare l'iscrizione e li saluto precisando che ci vedremo l'anno prossimo. Ci sarò. Per ora ci credo. Anzi, questo pensiero spingerà il cuore oltre l'ostacolo.

Ai primi di agosto torno in ospedale per mettere il port-a-cath, lo speciale catetere che si inserisce sotto pelle, all'altezza del petto, e che serve per somministrare i farmaci della chemio. Si svolge tutto in day hospital, eppure è doloroso perché avverto distintamente questo piccolo aggeggio che entra in me. E che diventa un altro simbolo, qualcosa che certifica la malattia e mi fa capire che non si torna più indietro.

I medici mi avvisano che devo aspettare che il port si cicatrizzi e poi potrò cominciare la chemio. Così, mi concedo qualche giorno di vacanza nella casa di famiglia in Salento, ma ancora oggi fatico a visualizzare i dettagli di quell'agosto. Forse non vale la pena ricordarlo.

CAPITOLO 5
ITALIA
AUTUNNO 2008

A settembre, aggiungo un altro tassello al mio percorso di cura. Il più importante forse, di sicuro il più destabilizzante. Perché l'operazione, tutto sommato, è stata un successo. Certo, sono tornata dall'ospedale con una lunga lista di cibi che per ora non posso nemmeno toccare, ma tutto ha pian piano ripreso a funzionare: l'incubo della stomia è un lontano ricordo e le giornate diventano sempre più normali.

Fino, appunto, all'inizio della chemio. Ad accompagnarmi, e lo faranno sempre, i miei genitori: mio papà a macinare chilometri in autostrada, tra Padova e Milano, facendosi largo tra nebbia e gelo; la mamma, custode della mia alimentazione e dell'umore così precario.

L'accettazione del reparto si trova al piano -2. Comincio sempre con una visita dall'oncologo e con gli esami del sangue, che danno il via libera all'infusione del farmaco. Quando arrivo, la prima volta, sono abbastanza inconsapevole di quello che succederà, di come reagirà il mio fisico. Per andare alla stanza della terapia, dopo il controllo, devo per forza passare dal bar e il profumo delle brioche calde invade le mie narici. Ecco, ancora oggi non riesco più a mangiarne una perché l'odore mi ricorda troppo quei momenti.

Le terapie, invece, si fanno poi ai piani alti. Sembra un po' un girone dantesco: l'accettazione è l'inferno, con i locali senza finestre e la gente che si affolla, mentre le stanze delle cure, in alto e con ampie vetrate, rappresentano una sorta di strano paradiso, la tortuosa strada verso la salvezza.

Entro con i miei genitori e mi guardo intorno: sono l'unica under 40 e anche le volte successive non avrò molta compagnia, un dettaglio che mi fa sentire ancora più tormentata. A popolare questa stanza ci sono soprattutto signori e signore di mezza età, i miei 'oncofriends', come li chiamo io. Insieme, ci troviamo in un mondo parallelo dove il tempo scorre più lento, il dolore ci unisce, la quotidianità è vuota di vita ma pesante di paure.

Però questo patimento ci darà autenticità, forse ricominceremo migliori di prima. Incrocio spesso lo sguardo di queste persone, chiacchieriamo del più e del meno, ci limitiamo a poche parole, ma mi domando come si sentono davvero e quale sarà il loro destino. Mi piace pensare che questa sarà, per tutti noi, solo una fase passeggera.

L'infusione dei farmaci dura poco più di cinque ore. Le trascorro leggendo, parlottando con i miei e con gli altri pazienti. Tanti lasciano trasparire il loro pessimismo, allora io alzo un muro all'istante. Voglio corazzarmi, conservare la speranza, quindi li ascolto ma non interiorizzo le loro parole. Preferisco pensare a quello che mi aspetta dopo queste cure.

Io vedo ancora l'America all'orizzonte. Ogni tanto, proprio durante l'infusione, vado su Facebook, il social più usato, e clicco sui profili dei ragazzi che stanno partecipando al Master a Chicago, quelli che sarebbero dovuti essere i miei compagni d'avventura se quest'incubo non si fosse materializzato. Mi fanno rabbia, non è giusto: loro stanno provando esperienze incredibili, mentre io sono legata a questa poltrona con il liquido della chemio che mi scorre nelle vene. Però, anche se vorrei urlare e abbandonare tutto, preferisco sperare. E ripetermi senza sosta che l'anno prossimo studierò anche io in quella città dove sta facendo campagna elettorale il prossimo presidente degli Stati Uniti, Barack Obama.

Le infusioni di chemio in ospedale durano, appunto, quasi sei ore. Dopo posso tornare a casa, ma il farmaco continua a scorrere nel mio corpo per 48 ore grazie a una pompetta speciale. Papà è l'addetto a questa diavoleria: è lui che, ogni volta, dopo due giorni me la toglie, e mi libera dalla terapia. Anche se i suoi effetti non finiscono.

All'inizio, dopo la prima sessione di chemio, il mio corpo reagisce abbastanza bene. A parte qualche episodio di nausea, non ho disturbi particolari e mi trovo a fare i calcoli: mi aspettano otto sedute, quindi potrei cavarmela in poche settimane e finire magari prima di Natale.

La realtà è ben più dura. Già dopo il secondo trattamento, comincio a sentirmi molto debole e spossata e il calendario che mi ero costruita crolla miseramente. Alla fine di ogni infusione il mio organismo ha bisogno di più tempo per recuperare. Mi guardo sempre allo specchio prima di andare in ospedale: mi preparo con cura per sentirmi comunque bella, normale, come la ragazza di 30 anni che in teoria sono. Ma più trascorrono i giorni, più fatico a truccarmi o a scegliere l'abito giusto.

Ecco, il tempo si dilata e io rimango ferma, immobile. Riesco soltanto a leggere e ormai passo la maggior parte delle giornate chiusa in camera, da sola. La solitudine diventa una compagna, una costante imprescindibile. Tante persone restano al mio fianco: i miei genitori non mi lasciano un istante, la mia sorellina Giulia entra silenziosamente nella mia stanza ogni ora per controllare che vada tutto bene, Valentina mi accompagna con lunghe chiamate. Gli amici si organizzano per venirmi a trovare e farmi sentire la loro presenza con regali, fiori e tanti messaggi prima e dopo le terapie. C'è Stefano, per esempio, il mio autista-confidente preferito di quelle settimane, che mi aspetta con la macchina sotto casa per andare insieme a prendere un the e il riscaldamento alle stelle, modalità Caraibi, perché sa che ho sempre troppo freddo. Eppure mi sento isolata. Forse perché è la mia esistenza a essersi spezzata. Sono io a portare il peso della malattia anche se gli altri provano ad alleggerirmi il fardello e sostenermi. Ed è come se mi sentissi diversa per questo. Sola, comunque.

È un autunno freddo e difficile, tutto gioca contro di me. Quando varco la soglia del reparto di Oncologia per il quinto trattamento, per esempio, devo chiedere la sedia a rotelle a un infermiere perché non mi reggo sulle gambe. Poi lascio la carrozzina fuori dalla stanza del medico, per nascondere quanto mi senta spossata, ma al Professor V., l'uomo che non ride mai, basta guardarmi negli occhi per capire che le cose non vanno affatto bene. «Dobbiamo farti una trasfusione e sospendere per un po' qualsiasi cura» mi spiega prendendomi la mano. Non ho neppure la forza di ribattere. Mi arrendo e non ho altra scelta che quella di farmi trasportare dagli eventi.

C'è una notte, tra le tante di quel periodo, che non dimenticherò. È quella dell'elezione di Barack Obama, che il 4 novembre 2008 viene proclamato 44esimo presidente Usa, il primo di colore nella storia americana. Pronuncia il suo discorso della vittoria al Grant Park di Chicago davanti a una folla immensa e festante e i miei compagni di Master pubblicano i video in diretta. Loro sono lì, parte vibrante della Storia. Io no.

CAPITOLO 6
ITALIA
2009

La fine dell'inverno coincide con la fine della chemioterapia. È qualcosa di simbolico e di forte. Dopo l'ultima seduta, il famoso Prof. V. accenna un inedito e timido sorriso. Cambia persino tono di voce e si dilunga un po' a chiacchierare. I miracoli accadano, davvero allora!

Gli amici mi organizzano addirittura una festa a sorpresa per celebrare il momento. Insomma, posso riprendere in mano la mia vita, i progetti, le passioni... Anche se il cammino non si presenta semplice. Le cure mi hanno lasciato un'eredità abbastanza pesante, ovvero una serie di neuropatie, di disturbi del sistema nervoso molto fastidiosi, che non mi fanno chiudere occhio.

Per esempio, mani e piedi sono esageratamente sensibili, ho bisogno di coprire spesso le prime con i guanti e faccio fatica a compiere anche i movimenti più banali come vestirmi o afferrare un oggetto. Devo prendere dei farmaci per controllare il problema e mi invento piccoli trucchi quotidiani per non sentirmi sempre malata e conquistare un'ombra di normalità.

Oggi posso dirlo con certezza: tredici anni fa chi era reduce da un tumore poteva al massimo festeggiare in silenzio la fine delle terapie, ma si trovava allo sbaraglio per tutto quello che doveva affrontare dopo le cure vere e proprie. Già, anche io mi sono lasciata la chemio alle spalle ma vago senza forza e piena di dubbi a tamponare disturbi vari, allergie e pressione sotto i tacchi, che ancora non riesco a indossare. L'unico appiglio è il libro di Kris Carr, una ragazza americana (gli States tornano ancora...) che ha la mia età e racconta la sua esperienza con il cancro.

Lo divoro, lo rileggo fino a memorizzarlo e a consumare le pagine perché adoro la sua ironia, i suoi consigli beauty e spiazzanti che ribaltano i tristi stereotipi sui malati oncologici. Oggi i social e le community online danno un grande aiuto: tanti condividono le loro esperienze e ti fanno sentire meno sola. Io, allora, mi vedevo come l'unica trentenne in lotta con un mostro spietato.

La salute, poi, mi mette ancora i bastoni tra le ruote. In primavera, durante un controllo, la ginecologa si insospettisce per una 'macchia' alle ovaie. La parola metastasi viene pronunciata per la prima volta ufficialmente e da quell'istante mi rimbomba per giorni nel cervello. La paura spazza via ogni ottimismo. Io, che ho sempre predicato la speranza, mi sento svuotata. Potrei dover rivivere l'incubo cancro, però stavolta non avrei la forza di rialzarmi.

Il copione si ripete: esami, ricovero e intervento. Se la prima volta ero inconsapevole, quasi ingenua, ora conosco troppo bene il percorso che mi aspetta ed è difficile pensare positivo. Al telefono con mia sorella piango disperata e le confido che non so se riuscirò a rifare tutto da capo. Come potrà il mio corpo, ancora debilitato dalle terapie, sostenere un altro carico del genere?

Anche con mia mamma non riesco a trattenere le lacrime e, in sala d'attesa prima della PET, piangendo, farfuglio solo una frase: «Pensi che tornerò a sorridere?». Lei non risponde. Non sa che cosa dire. Per giorni rimaniamo di nuovo in bilico. La paura paralizza ancora i nostri pensieri e tutte le buone intenzioni.

Ma per fortuna il destino gioca dalla mia parte: in sala operatoria il chirurgo ha la certezza che si tratti di semplici aderenze. Non ci sono masse maligne. Sono sana, pulita, la tempesta è passata.

In questa primavera speciale, che profuma di rinascita più che mai, mi taglio i capelli. Durante la terapia per fortuna non li ho mai persi, anzi li ho lasciati crescere perché è stato un modo per rimanere me stessa, la Elisa di sempre, con la chioma bionda e lunga, attenta a essere in ordine, a posto. Ora, invece, chiedo al parrucchiere di armarsi di forbice per dare un taglio al passato, al dolore e al terrore di non farcela. Il nuovo look è la testimonianza perfetta di una me inedita.

Il tocco finale arriva con una sessione di shopping alla *Sex and the City*: quando andavo in ospedale per la chemioterapia sognavo abiti sinuosi e colori sgargianti, scollature e accessori e quindi mi diletto negli acquisti. Un piccolo simbolo per ripartire.

Il segnale più grande, invece, mi arriva tramite mail. A maggio l'università di Chicago mi scrive per avere notizie: mi chiedono se quest'anno riuscirò a partecipare al Master. A settembre sarò tra loro? Leggo e rileggo queste righe decine di volte, fino allo sfinimento, con gli occhi lucidi e il cuore che batte più veloce del solito. Perché quella che, da anni, è sempre stata una certezza adesso si trasforma in un pesante dubbio: ce la posso fare? Posso ancora scommettere sulla vita? Per giorni mi macero con questi interrogativi.

I miei genitori non vogliono scoraggiarmi, non si sbilanciano, cercano di aiutarmi a prendere la decisione migliore per me, ma li vedo agitati perché sono impauriti dall'idea di sapermi dall'altra parte del mondo dopo che mi hanno vista così debole e in pericolo. E anche io mi scopro inquieta.

Tutti quelli che mi conoscono sanno che non vedevo l'ora di preparare le valigie. Ho sempre desiderato fare carriera all'estero. Niente studi legali italiani, niente routine udienze-famiglia, ma dopo il tumore questa normalità mi appare più rassicurante e facile. Forse, il mio universo a Este può bastare e di sicuro è un porto accogliente e tranquillo.

Ma poi, una mattina, mi guardo allo specchio. I miei occhi non mentono: magari appaiono un po' più stanchi, però brillano di energia e voglia di buttarsi in nuove sfide. Non voglio che il cancro sia la ragione dei miei insuccessi (e nemmeno dei successi), la malattia non mi deve fermare, anzi questa esperienza oltreoceano sarà la mia rivincita.

"Vai, Elisa" mi sussurro davanti allo specchio. "Al massimo, dopo il Master tornerai in Italia e riprenderai a lavorare qui". Così, da giugno in poi inizio a dedicarmi alla partenza. C'è tanto da fare: scartoffie burocratiche, un appartamento a Chicago da trovare e, intanto, anche il matrimonio di mia sorella Valentina.

Sullo sfondo, continuo la rieducazione alimentare visto che il mio simpatico apparato digerente, provato dalla malattia, è ancora ricettivo al cibo e mi dà parecchi disturbi. Nulla di pesante, ma devo stare molto attenta a quello che metto nel piatto e riabituarmi pian piano a certi ingredienti. Eppure, ho paura, tanto che spesso declino gli inviti a cena degli amici. Una sera al ristorante non significa più chiacchiere e golosità, ma tanta ansia. Non voglio stare male, far crollare tutto il mio castello di progetti anche se temo che, all'estero, la questione 'cibo' sarà ancora più ostica. Quindi devo farmi forza e risolverla prima possibile. Provo diete e menu, testo piatti nuovi giorno dopo giorno, come una bambina piccola che impara a mangiare e ad assaporare sapori e consistenze.

Così, affronto tutto con il turbo perché scorgo di nuovo il mio obiettivo: l'America è ancora possibile.

CAPITOLO 7
CHICAGO
AUTUNNO 2009

Mi sento come una ragazzina che si lancia in bicicletta, ma senza freni, da una discesa che più ripida non si può. La discesa inizia proprio all'aeroporto, sul volo per Chicago: l'euforia è a mille, finalmente mi muovo in una dimensione senza ospedali, farmaci, effetti collaterali e ansia. Decido io la velocità e la direzione e non ho intenzione di fermarmi presto.

Sono secoli che non compio questi riti speciali: check-in, un giro al duty free e mille occhi per curiosare il popolo dei viaggiatori. Mi godo ogni azione pensando che, solo qualche mese fa, ero immobile sulla poltrona per la chemioterapia. Invece, ora allaccerò le cinture e decollerò verso un futuro nuovo, diverso, solo mio. Vedo le due immagini, la me in reparto sotto l'infusione di chemio e la me su un Boeing che scalda i motori: le guardo nitide e distinte, come un fermo immagine su un maxischermo. Non voglio scordarle mai.

Su questo volo della rinascita porto una valigia enorme, zeppa di maglioni caldi, abiti, libri, appunti e (purtroppo) tanti medicinali. E, soprattutto, carica di sogni e aspettative. Mentre osservo il carrellino che carica tutti i bagagli nella stiva, spero che il mio girerà il mondo intero, senza fermarsi.

Atterro in città all'inizio di settembre e dedico i primi giorni ad ambientarmi. Il trucco è passeggiare con calma, passare ore con il naso all'insù per grattacieli imponenti, curiosare nei supermercati e poi fermarmi sulle panchine a osservare le persone, studiando con attenzione abitudini e orari. Prendo le misure anche con la mia casa, un appartamento con splendida vista sul lago Michigan, proprio vicino al campus. Il condominio mi colpisce subito e l'ho scelto perché è perfetto, super accessoriato con tanto di palestra e supermercato al piano seminterrato.

Proprio il centro benessere finisce sotto i riflettori dei paparazzi pochi giorni dopo il mio arrivo: decido di scendere per fare un po' di cyclette e trovo tutto blindato e transennato. Chiedo informazioni a un poliziotto e lui mi risponde che si sta allenando il presidente Barack Obama, in città per una breve visita. Risalgo a casa e riscendo dopo un'ora per sbrigare qualche commissione. Le forze dell'ordine presidiano ancora il palazzo. Passo proprio vicino alla palestra e in quel preciso istante esce lui, il presidente degli

Stati Uniti. I nostri sguardi si incrociano e lui mi sfodera uno dei suoi sorrisi carismatici, che sono puro magnetismo, accompagnato da un cenno di saluto.

So che sembra esagerato, ma sento le farfalle nella pancia. Al mio debutto negli States, incrociarne l'uomo più importante mi appare come un segno premonitore: il suo motto 'Yes we can' diventa mio. Qui tutto è possibile.

Poi conosco i miei compagni di Master, che avevo già adocchiato su Facebook, e scopriamo insieme il campus. I ragazzi con cui lego subito sono soprattutto Thierry, che arriva dalla Svizzera, la colombiana Maria, Magda dalla Repubblica Ceca e Anna, che è greca. Mi ricordo come se fosse oggi il primo giro tra gli edifici e i corridoi che sarebbero diventati la mia casa nei mesi successivi: palazzi storici, prati immacolati e un imponente via vai di ragazzi in arrivo da tutto il mondo con scatoloni e mobili Ikea.

La grande biblioteca mi entra subito nel cuore: quattro piani con la facciata di vetrate lucide che si riflettono in uno specchio d'acqua artificiale, che cullerà le svariate notti di studio, e tante sculture di arte contemporanea. Poi ci sono i corridoi, luminosi e corredati di pc, con le gigantografie dei premi Nobel o dei giudici della Corte Suprema che hanno studiato qui, i campi da basket e da baseball... Tutto mi appare perfetto, come in quei film ambientati proprio nei campus americani, tipo *Legally Blonde - La rivincita delle bionde*. Ora però la protagonista sono io.

Peccato che l'atmosfera da cinema non duri molto. Insieme agli amici, frequento i vari corsi di orientamento e gli eventi di accoglienza organizzati dall'ateneo per aiutare gli studenti ad ambientarsi. E cominciano i problemi. Sono euforica, ma anche molto stanca. Il mio fisico, ancora debilitato da cure pesanti, non collabora molto e mi sento spesso in debito di energie. Capisco che devo stare molto attenta con il cibo qui. Dopo l'operazione, il mio intestino è diventato molto sensibile e delicato. Un ingrediente sbagliato e la mia giornata è rovinata. Comunque non mollo.

Entro in un frullatore di appuntamenti e ne esco spossata, anche mentalmente. La lingua rappresenta lo scoglio maggiore: ho studiato parecchio inglese, ho avuto esperienze all'estero da ragazza, ma mentre i miei compagni hanno passato i mesi precedenti a fare autentiche full immersion, a prepararsi alla Chicago Law School, io li ho trascorsi tra ospedale e camera da letto, quindi mi vergogno quasi del mio accento.

Quando partono i corsi veri e propri, arranco già. Le aule sono piccole, ogni studente ha il posto assegnato e i professori consultano subito una magica piantina con banchi e nomi corrispondenti. Insomma, non si scappa... Non solo: le lezioni si svolgono con il cosiddetto metodo socratico, ovvero con domande serrate e tanta dialettica tra docenti e ragazzi, quindi bisogna arrivare in classe molto preparati.

Non è semplice, anzi. Il terzo giorno, per esempio, un professore si rivolge subito a me e parte con una raffica di interrogativi. Non capisco bene quello che mi sta chiedendo, faccio quasi scena muta e vorrei nascondermi sotto il banco dalla vergogna. Lui, invece, non fa una piega e anche se sa che sono straniera, non accenna a rallentare il flusso delle parole, che alla fine si trasformano in un'eco lontana. Mi blocco e riesco solo a chiedermi perché sono qui. Perché mi devo sentire stupida, dopo tutto quello che ho passato?

Parlando con i colleghi di Master, per fortuna comprendo di essere in buona compagnia. Tutti provengono dalle migliori università, eppure si sentono spaesati. Il sistema di studio e la mole di lavoro ci mettono alla prova. Alcuni corsi si rivelano molto tecnici e devo correre, recuperare il gap e scrollarmi via freni e paure del recente passato.

È una condizione nuova per me, che sono sempre stata quella brava, la studentessa modello che metteva i libri al primo posto. Ora è diverso. Perché la malattia ha spostato priorità ed equilibri, ho bisogno di vedermi più leggera, di emozionarmi e, perché no, divertirmi.

Infatti, se di giorno fatico, e non mancano le serate china sui libri, nel fine settimana mi trasformo. Mi tuffo nella classica vita da college americano e non mi perdo una festa. Indosso i panni di un'autentica party girl, riesco a conoscere un sacco di persone, non rifiuto un'uscita, sono la prima che inizia a ballare e l'ultima ad andarsene dalla pista. I compagni di corso mi chiamano 'little sunshine' perché non smetto mai di sorridere e dicono che quando entro in una stanza porto il sole. Già, li abbaglio con la mia energia.

Per altri amici, invece, sono 'salamito', visto che anche la mia casa diventa una tappa fissa delle serate in cui organizzo cene italiane e incanto tutti con tiramisù e salame di cioccolato. Insomma, da ragazzina sono stata molto seria e poi ho sconfitto pure il cancro. Bene, ora cambio musica: le giornate dovranno avere una colonna sonora movimentata e allegra...

Novembre, però, non mi regala musiche caraibiche. Faccio conoscenza con le temperature siberiane di Chicago, il vento gelido e il lago Michigan ghiacciato. E i malesseri che hanno accompagnato gli inizi del Master non mi lasciano più. Addirittura, aumentano. Alla stanchezza cronica si aggiungono dolori vari allo stomaco e all'intestino. Fatico a mangiare e arriva anche una tosse persistente e fastidiosa che mi lascia spesso senza fiato, soprattutto di notte. All'inizio non ci faccio caso. O meglio, noto tutto perché da quando il tumore ha abitato nel mio corpo avverto ogni dettaglio, lo sento più delicato e debole, ma provo a non darci troppo peso perché il desiderio di normalità prevale su tutto.

Infatti, non dico nulla a nessuno. Continuo a sfoderare sorrisi, a studiare e a girovagare per i party: tutti devono vedermi allegra come sempre, non devono sospettare nulla, il mio incantesimo di vita perfetta non può spezzarsi. Vado avanti anche davanti alle risatine stupide di alcuni compagni quando, sempre più spesso, durante le lezioni sono costretta a correre in bagno per placare gli attacchi di tosse, oppure rimango indietro con i corsi. Ma con i miei genitori non riesco a fingere. Ci chiamiamo ogni settimana ed è difficile mascherare la voce provata o il viso troppo pallido, quindi capitolo e gli racconto la verità sul mio stato di salute.

E, come da copione, scatta un nuovo braccio di ferro: vorrebbero che ritornassi subito a casa per curarmi al meglio e capire cosa mi fa stare male. La loro voce quasi trema, hanno paura che l'incubo sia tornato e anche io fatico a cancellare questo pensiero cupo.

Però non mollo. Prometto che ci rivedremo per le vacanze di Natale e intanto continuerò a studiare e a prendermi cura di me.

Ci provo, almeno, tanto che cerco un dottore e mi reco in più ospedali. Inizio a capire come funziona la sanità negli Usa e rimpiango il sistema italiano. A casa, mi sono "guadagnata" l'esenzione 048, quella dedicata ai pazienti oncologici, con cui mi avrebbero fatto qualsiasi esame subito e a costo zero. Qui, invece, la salute è un vero e proprio business e il conto da pagare può arrivare a cifre stratosferiche, soprattutto per chi ha condizioni pregresse come nel mio caso.

I vari specialisti mi prescrivono diversi esami ma senza cavarci nulla. Mi danno delle cure a base di cortisone, che almeno placano la tosse sempre più insistente e ingestibile, soprattutto di notte. Spesso dormo con il pc acceso e collegata a Skype (il mezzo di telecomunicazione più utilizzato in quegli anni), per avere un contatto diretto con i miei genitori. Non vorrei farlo, ma mi hanno estorto questa promessa quando mi sono rifiutata di tornare in Italia. I test e le visite in diversi ambulatori si susseguono, ma non ho una diagnosi e, quindi, nemmeno una cura efficace. Continuo a procedere a tentoni. Fino a che, una sera, crollo. Il dolore è così spossante che respiro a fatica e chiedo a Maria, una delle mie migliori amiche a Chicago, di accompagnarmi al Pronto Soccorso. Lì, in una sala d'attesa gremita come le migliori puntate di E.R., non spunta certo George Clooney, e io le confesso che ho avuto un cancro al colon e che ora potrebbe essere tornato.

Di solito, non lo dico quasi mai perché, appunto, lo ritengo ancora qualcosa di molto personale e non voglio dare alla gente la scusa di trattarmi in modo diverso. Ma con alcuni scatta qualcosa e con Maria è così. Le racconto quello che ho passato e da quel momento il nostro rapporto si fa ancora più speciale.

Non posso dire, invece, che la mia condizione migliori. In pratica, non capisco ancora cos'ho e mi trascino tra le lezioni e le gelide giornate sul lago Michigan. Per i compagni del Master, rimango 'little sunshine': un soprannome che ormai stride davvero con la realtà, ma mi va benissimo così. Non voglio rovinare tutto, non voglio che il cancro faccia di nuovo irruzione e distrugga quello che stavo cercando di recuperare. Forse sono un'irresponsabile, ma l'istinto di sopravvivenza mi sussurra di andare avanti. Per fortuna, mancano ormai poche settimane al mio rientro per le vacanze di Natale.

Arrivata in Italia ho già tutte le visite prenotate, quelle che per me sono diventate "i controlli di routine". Eseguo Tac torace completo con contrasto, colonscopia, ecografia, lunghissima lista di esami del sangue e qualcosa di nuovo: la gastroscopia, che mi fanno subito, il giorno dopo il mio arrivo.

A Natale arriva anche la diagnosi, il regalo più bello: ho l'helicobacter pylori, un batterio che si è insediato nello stomaco perché forse ho interrotto troppo presto il farmaco gastroprotettore. Ma, ed è l'aspetto più importante, può essere tranquillamente curato con un semplice antibiotico. Così finisco l'anno tra le braccia della famiglia e con le medicine giuste per rimettermi in pista. Non ho mollato, ho scommesso sulla mia forza e, a posteriori, posso dire di aver fatto bene. Se c'è una lezione che il cancro mi ha insegnato è che siamo creature delicate, forse fragili, ma anche forti e in grado di affrontare e superare prove durissime. Per questo non mi è mai piaciuto quando mi chiamano 'survivor', ovvero 'sopravvissuta'. Combatto, come fanno in tanti.

CAPITOLO 8
CHICAGO
2010

Archiviate le vacanze di Natale, torno a Chicago. Il Lago Michigan è ancora ghiacciato, ma adesso anche le temperature rigide fanno meno paura. Ogni mattina mi godo le prime luci sulla città e mi preparo ad andare a lezione, ripetendomi che è proprio questa la vita che ho sempre sognato: l'America con le sue infinite possibilità, la mia libertà e la voglia di arrivare ovunque, senza limiti.

I corsi continuano a essere molto impegnativi, però prendo le misure con la lingua, i libri, le fisse di ogni professore. A lezione non mi barrico dietro imbarazzanti silenzi o brevi balbettii, partecipo, mi faccio coraggio e sono totalmente rapita dai grandi esperti che posso conoscere e che mi fanno crescere, come professionista e come persona. La mente è sempre in fibrillazione, impara, osserva, collega e ogni momento si trasforma in una grande fonte d'ispirazione.

Ma la Elisa integerrima, tutta lavoro e responsabilità, forse non esiste più. Ha lasciato il posto a una ragazza (o forse dovrei dire donna) più autentica e frizzante. La prova di questa metamorfosi è il mio primo Spring Break a stelle e strisce, le vacanze di primavera che ogni college concede agli studenti alla fine della sessione invernale, a marzo. Io e miei Chicago friends non abbiamo dubbi e puntiamo sul Messico: sole e mare caraibico a poche ore di volo, che cosa potremmo volere di più?

Infatti, si rivelano tra le migliori vacanze dei miei primi 30 anni. Prima, con il trio femminile composto da Maria, Magda e Andelka, visitiamo le città e ci immergiamo tra cultura e monumenti, poi insieme viriamo verso Playa del Carmen dove ci attendono tutti gli altri compagni del Master.

Il menu di queste giornate si rivela perfetto: bagni, cocktail, feste e balli in spiaggia, tantissime risate e spensieratezza.

Per la sottoscritta, è una vera cura contro qualsiasi malessere, fisico e non solo. Dopo il cancro, riuscire a instaurare nuove amicizie può rappresentare una prova, una nuova sfida e qui l'ho vinta: non sono più una malata, qualcuno di cui avere solo riguardo e un pizzico di compassione, ma una persona con cui aprirsi e divertirsi. Sono ancora capace di trasmettere emozioni e positività e la soddisfazione è enorme. Anche perché, e chi ha vissuto all'estero lo sa, quando ti trovi lontano da casa, gli amici si trasformano nella tua famiglia, nelle persone che ti sostengono quando stai per cadere. E le braccia aperte dei miei Chicago friends non le dimenticherò mai.

Dopo il meraviglioso Spring Break, mi butto anima e corpo nelle ultime settimane di Master, che assomigliano a delle montagne russe fatte di lezioni e test. Acquisto sempre più sicurezza e consapevolezza, tanto che faccio domanda per un impiego all'Antitrust americana, che ha sede a Washington, DC. Il futuro parlerà inglese. In cuor mio, l'ho sempre saputo e anche se quest'anno si è rivelato arduo, non ha fatto che confermare il mio desiderio. Ecco, devo convincere mamma e papà, che ancora vedono nella mia trasferta una breve parentesi prima del ritorno in Italia.

A casa arrivo, ovviamente, ma solo per le vacanze estive e per i controlli oncologici. Quelli fanno paura, ogni volta allo stesso modo, non posso negarlo. Quando il macchinario della Tac scruta il mio corpo, millimetro dopo millimetro, mi trovo assediata da pensieri negativi. Immagino il medico che, scuro in viso, viene a dirmi che il cancro è di nuovo qui e stavolta non mi lascerà scampo. So fin troppo bene che questa è una possibilità, che non capita "solo agli altri". Infatti, ogni volta che esco dalla stanza dell'esame, tremo forte e non credo che sia per il freddo. Fuori, c'è sempre mia mamma ad aspettarmi. L'attesa, per lei, è così lunga. «Ci hanno messo un bel po'» borbotta puntuale. Perché quando non hai notizie e su quel lettino è stesa tua figlia è difficile allontanare i pensieri negativi.

Per fortuna poi irrompe, bellissima, la realtà. Sto bene. Il giro sulle giostre può continuare.

CAPITOLO 9
DA CHICAGO A WASHINGTON, DC
AUTUNNO 2010

A settembre il mio film americano cambia scenografia. Dal lago Michigan passo alla Casa Bianca, da Chicago mi trasferisco a Washington, DC. È il cuore politico del Paese e questo aspetto emerge in ogni sfumatura: in questa città è racchiuso il potere, agiscono le lobby, si decidono leggi e destini economici, si scrivono le trame che poi tutti leggeranno sui giornali dell'intero globo. E io sono qui per lavorare alla Federal Trade Commission, una delle due istituzioni che ha competenze in materia di diritto della concorrenza, o diritto "antitrust" come lo chiamano qui.

Ho sostenuto un primo colloquio video alla fine del mio Master. Onestamente non pensavo di essere la candidata ideale, anche perché prima di questa selezione ho partecipato a New York alla *Job Fair*, una fiera dedicata al mondo legale, e il mio curriculum ha lasciato perplessi gli addetti ai lavori. La macchia? L'anno di sosta, quello che ho trascorso da malata. Ma se c'è una cosa che ho imparato in questi mesi è proprio quella di osare.

Così ora mi ritrovo a conoscere dal vivo la persona che mi ha selezionata. Si chiama Sarah, è una bella donna dal sorriso pieno, diretta e di successo. Alta e con un portamento elegante ed un modo di fare deciso e incalzante. Il feeling con lei è immediato e proprio in una delle prime chiacchierate mi confessa di avermi scelta perché ha visto la fame nei miei occhi ed è stata colpita dai 12 mesi sabbatici. Mi domanda cosa ho fatto in quel periodo e mi lascio andare. All'inizio a bassa voce, sussurro solo la parola cancro per paura di essere etichettata, poi prendo coraggio e le racconto ogni dettaglio. Anche lei ammette alcuni problemi di salute passati che l'hanno costretta a ritardare la fine del suo dottorato. Ci sorridiamo con quel misto di dolcezza e fierezza di chi ha combattuto.

Da quel momento, qualcosa muta dentro di me. Non è un cambio di marcia improvviso, piuttosto una virata lenta e continua, ma c'è, la sento. Perché prima del tumore, ero la perfezione fatta professionista. Davo tutto e mi sentivo quindi sicura, sempre sul pezzo. Poi il timore di non essere abbastanza ha iniziato a perseguitarmi: mi rapportavo con persone di altissimo livello e io ero spesso stanca e debilitata, come potevo tenere il passo? Addirittura, mi sentivo in colpa per essermi ammalata: in fondo, allora, non ero così perfetta come volevo apparire e per questo, forse, non avevo le carte per farcela e competere con i migliori.

Dopo la chiacchierata con Sarah, invece, vedo il mio percorso da una prospettiva diversa: se avevo sconfitto anche il cancro e mi ero rimessa in gioco in così poco tempo ero davvero una vincente e potevo perdonarmi anche qualche défaillance. Quell'esperienza faceva parte di me e di sicuro mi aveva fatto crescere.

Conoscere Sarah mi fa mettere il turbo ed entro in pieno nella mia quotidianità alla *House of Cards*. Già, i panorami e le dinamiche non sono poi così distanti dalla mitica serie con Kevin Spacey, che porta in scena gli intrighi del potere americano. Il mio appartamento si trova vicino a Dupont Circle, la famosa piazza con la fontana, tappa immancabile per i turisti. Ogni mattina passo davanti alla Casa Bianca e spesso incrocio il carosello delle auto di scorta che precedono la macchina di Barack Obama. Conosco diplomatici, giuristi ed economisti. Lavoro per l'Ufficio Affari Internazionali della Federal Trade Commission, dove inizio a scoprire i segreti del diritto antitrust, proprio nel Paese dove questo è nato qualche secolo prima. Partecipo a call con commissioni di esperti, redigo verbali e pareri.

Assisto a riunioni organizzate dall'amministrazione Usa per la delegazione dei giudici della Corte suprema cinese e collaboro più volte a progetti con l'Ocse, l'Organizzazione per la cooperazione e lo sviluppo economico, e con l'ICN, International Competition Network.

Ho poco più di 30 anni e mi sento gratificata e appagata da tutto quello che sto imparando e vivendo. Quindi, non ho la minima intenzione di mollare. Questo incarico dovrebbe durare cinque mesi, ma insisto talmente tanto con Sarah e con gli altri responsabili da convincerli a estenderlo. E poi, ne sono certa, troverò un altro progetto, un altro pezzettino del mio sogno da realizzare. Perché l'idea di tornare in Italia non mi alletta neanche un po'.

CAPITOLO 10
WASHINGTON, DC
2010

Lo ammetto: all'inizio non ho fatto i salti di gioia per il trasferimento nella capitale. La maggior parte dei compagni di Master ha fatto le valigie per New York e ho provato una sana invidia per loro, perché i miei desideri mi avrebbero portato lì.

Poi, il fascino di svegliarsi vicino alla Casa Bianca ha avuto il sopravvento e il lavoro mi ha catapultato in un ambiente stimolante, che ha fatto un gran bene all'autostima e al curriculum. Ma a farmi innamorare una volta per tutte di Washington, DC sono stati gli amici che ho trovato lì, quelli che io chiamo appunto la mia "DC Family".

È una famiglia affollata e vitale, che conosco pian piano circa un paio di settimane dopo il mio arrivo. Il primo che mi stringe la mano, metaforicamente e non solo, si chiama Christian, un collega alla Federal Trade Commission, che poi mi presenta Lucia e Lena.

Vengono da tutto il mondo, dall'Argentina all'Ungheria, e con loro c'è una connessione immediata e spontanea, fatta di risate e voglia di stare insieme.

La famiglia poi si allarga con Marcelo, Carlos, Marielle, Jonas e altri ancora, tutte persone che lavorano per la Banca Mondiale o altre organizzazioni internazionali, tanto che le nostre serate al Cafè Citron o i weekend all'aria aperta diventano sempre uno stimolo pazzesco: partiamo bevendo un cocktail, cenando da Raku per il mio Pad Thai preferito e poi chiacchieriamo dei temi più disparati, di esperienze e scelte originali che mi aprono la mente. A unirci è un autentico amore per la vita e per le avventure che questa sa regalare.

Loro conoscono l'Elisa più vera, fanno i conti con difetti e debolezze. Non gli nascondo la mia malattia e le paure che ho avuto durante le cure o nei mesi a Chicago. Vedono dentro di me e la loro reazione è autentica, mai esagerata, e mi spronano a fare sempre di più.

Succede, per esempio, durante uno dei nostri weekend 'sporty', come li chiamo io: si parte per stare all'aria aperta e fare sport. Il programma è una splendida sciata in Maryland. I boschi innevati come un paesaggio delle favole Disney ci preannunciano giornate memorabili e l'allegria è alle stelle. Facciamo colazione all'aperto, proprio prima di scendere in pista, e io capisco che qualcosa non va. Sento parecchio freddo, anzi sono ghiacciata e le mie neuropatie, eredità della chemio, ne risentono. Non ho più sensibilità alle dita delle mani e non riesco nemmeno ad allacciarmi gli scarponi, quasi non mi muovo. Ecco, di solito queste situazioni mi innervosiscono, non ho voglia di dare spiegazioni e di vedere gli sguardi straniti o la compassione delle persone. Ma la mia DC Family mi capisce al volo, basta un cenno e vengono in mio soccorso: un po' di caldo in casa, davanti al camino, fa miracoli, insieme alle loro battute ironiche e leggere. Posso farcela.

Ancora oggi, cerchiamo di vederci almeno una volta all'anno, anche se nel frattempo abbiamo lasciato la capitale americana e viviamo agli angoli opposti della Terra. Ci scriviamo, ci chiamiamo e organizziamo un weekend in qualche città per riabbracciarci e celebrare il nostro legame, che è sempre pieno e vero anche se non ci frequentiamo più come prima. Sì, con loro è come se ci fossimo visti il giorno prima e saranno la mia DC Family per sempre.

Le amicizie dell'Elisa pre-cancro, quelle nate sui banchi del liceo o all'università, mi hanno accompagnato per tantissimi anni e ammetto che forse fino a prima di ammalarmi non davo loro troppa importanza. In fondo, ero più concentrata su me stessa e sui risultati da ottenere, sui bei voti o gli esami, perché io ero quei voti e quegli esami, mi identificavo in quei numeri.

Dopo ho compreso che investire in questi rapporti e trovare le persone giuste, quelle con cui sei in sintonia, rappresenta il regalo più prezioso che la vita possa concederti perché è con le tue 'family' che cresci e migliori. Le mie sempre accoglienti 'family' italiane: quelle delle mie compagne del liceo, del mitico appartamento di Via Duse a Bologna, degli amici estensi con le cene a base di soppressa e panbiscotto che mi hanno accompagnato e sostenuto in una delle sfide più grandi, quella della malattia. Poi gli amici americani che hanno dovuto 'confrontarsi' con l'Elisa post-cancro...

Nel frattempo, a Washington, anche il rinnovo del mio incarico alla FTC si esaurisce. Le settimane si bruciano come un cerino troppo corto e, purtroppo, si materializza sempre di più l'incubo di ogni straniero negli Stati Uniti: il visto.

La prima volta che ho messo piede sul suolo americano avevo un visto di studio. Per frequentare il Master a Chicago avevo compilato una serie di richieste ed ero andata al Consolato americano, a Milano, dove avevano approvato la documentazione. Scaduto il permesso di studio, scatta la possibilità di estenderlo attraverso uno 'OPT', un 'tirocinio pratico facoltativo': in pratica, devi trovare uno stage o un impiego che abbia necessariamente a che fare con il tuo percorso di studi e io l'ho ottenuto con il mio incarico nella Capitale alla Federal Trade Commission. Ma, terminato questo, devo a tutti i costi essere assunta da un'azienda americana o che fa affari lì e che sia disposta a prendermi con un contratto serio.

I miei genitori fremono per avere notizie e non è semplice, per esempio, fargli capire che qui non esistono i cosiddetti contratti a tempo indeterminato come in Italia. Puoi essere licenziato in qualsiasi momento, al massimo con un preavviso di un paio di settimane, anche se sei un manager di alto livello. Ecco la flessibilità all'ennesima potenza, quella in cui ti guadagni il pane giorno dopo giorno e devi essere sempre sul pezzo, con adrenalina e prestazioni alle stelle.

Così inizio la caccia al mio tesoro, un'assunzione vera, ma il periodo storico è un grande nemico. L'America si è appena lasciata alle spalle una delle peggiori crisi economiche della storia, quella legata ai mutui subprime, che ha portato il crollo del mercato immobiliare e il crack dei colossi bancari. Sono anni critici e muoversi in questo scenario è peggio che tuffarsi dall'ultimo piano dell'Empire State Building senza paracadute. Infatti non trovo nulla che mi permetta di restare negli Stati Uniti.

Sto quasi per fare le valigie, quando la mia buona stella si riaccende. Ed è ancora una volta Sarah, la mentore che mi aveva selezionato per la Federal Trade Commission, a procurarmi un colloquio interessante. Si tratta di un editore francese specializzato nel diritto della concorrenza. In realtà dovrò lavorare prima in Europa, ma l'istinto mi dice di accettare comunque, perché ho il presentimento che grazie a questo impiego tornerò presto in America. Me lo sento.

CAPITOLO 11
IN GIRO PER L'EUROPA
2011

Così, faccio le valigie. Impacchetto abiti, libri, documenti e ricordi e saluto Washington, DC. Mi sento in lutto, con il cuore straziato, perché devo dire arrivederci alla mia fantastica family. Per scaramanzia, lascio qui qualcosa di me: a Nela, l'amica spagnola conosciuta durante una festa alla Federal Trade Commission, per esempio, consegno piumone e cuscini. Sono tracce, parti di me, che mi daranno la scusa per tornare presto, il prima possibile, e ricominciare qui.

Nella mia mente, infatti, lancio una scommessa: farò tutto quello che posso perché il nuovo lavoro mi rimetta su un aereo per l'America. E questo non è completamente inverosimile visto che si tratta di un incarico che posso svolgere anche da remoto: mi bastano un pc e una buona connessione internet. Il resto passa in secondo piano.

Infatti, porto gli scatoloni a casa dei miei genitori ma non li apro nemmeno tutti perché mi immagino una vita itinerante, pronta a volare da una città all'altra, in Europa e non solo, dove la carriera mi porta. Questa idea mi rende leggera, frizzante.

Le basi del lavoro saranno Parigi e Bruxelles dove l'editore si muove già. Antoine è un uomo over 40 da tempo nel settore dell'editoria. Ci sa fare e all'inizio ci troviamo in sintonia perché entrambi abbiamo voglia di allargare i nostri confini. Anche lui, come era successo con Sarah, mi ha scelta per la mia 'fame': ha capito che non mi spavento facilmente, ho grinta da vendere e l'ambizione fa parte del mio Dna.

La quotidianità lavorativa mi piace e prendo subito le misure. Non sono compiti troppo tecnici e riesco a mettere le mie competenze legali al servizio del settore dell'editoria. Mi intriga perché ormai non mi vedo più nei panni del classico avvocato tra atti e udienze e preferisco mettermi alla prova in un ambiente più moderno, dove il digitale la fa da padrone.

In pochi mesi mi organizzo alla perfezione e divento 'la donna con il trolley'. Mi muovo tra la casa dei miei in Veneto e gli aeroporti francesi, mi districo con facilità tra videocall e pubblicazioni. E sono davvero soddisfatta. Con il passare dei mesi, Bruxelles diventa sempre più il cuore della mia attività che si svolge spesso in collaborazione con la Commissione Europea: conosco già l'ambiente perché ci avevo fatto uno stage nel 2005, quindi mi oriento con scioltezza e approfitto anche per riallacciare i legami con vecchi amici. Stringo partnership con importanti studi legali internazionali, incontro i membri della Commissione e organizzo seminari ed eventi.

Questa dimensione da vagabonda, senza radici, fa proprio per me. Mi sento aperta a tutto: devo partire per un convegno in 24 ore? Posso farlo, non ho nulla, e nessuno, che mi frena. Voglio invece godermi l'aria italiana e le attenzioni di genitori e amici? Posso fare anche quello, senza vincoli particolari.

Non mi cerco nemmeno una casa, un appartamento fisso a Parigi, ma preferisco alloggiare negli Airbnb. Anche questo è un modo per non avere zavorre, scelgo ogni volta un posto diverso per conoscere zone nuove, senza spese e complicazioni inutili.

Ancora una volta emerge la nuova Elisa, quella post-cancro, che coglie ogni opportunità, che sa bene che spesso non c'è una seconda chance, quindi bisogna salire subito sul treno in corsa. Imparo a farlo sempre meglio ed è una palestra di vita che mette alla prova le insicurezze. Lascio andare ansie e manie di perfezionismo e divoro ogni momento. Ecco, non tutti si trovano sulla stessa lunghezza d'onda.

Mio papà, per esempio, non si è rassegnato a queste scelte. In fondo, pensava che il Master fosse solo una piccola tappa, una specie di capriccio o al massimo una ricompensa dopo il tumore, ma poi mi aspettava qui, a braccia aperte, in Italia e in pianta stabile. Insomma, non vede di buon occhio il mio trolley sempre pronto e tantomeno il lavoro con Antoine. «Questa persona ti sta sfruttando e non ti paga abbastanza» bofonchia praticamente ogni settimana, e prega che io metta la testa a posto. Ovvero trovi un lavoro in un fantastico studio legale nel ricco e sicuro Veneto. Come hanno fatto tanti amici.

Certo, quando sono a casa non posso fare a meno di paragonarmi ai compagni del liceo o dell'università. Il distacco con loro si è fatto sempre più forte: sono tutti sposati, o quasi, convivono, hanno figli o progettano di diventare presto genitori. Pensieri che non attraversano la mia mente e tanto meno il mio cuore. Il famoso orologio biologico che dovrebbe spingermi a volere un bambino? Non ha ancora cominciato a ticchettare, a scandire i minuti e a svelare l'istinto materno. E sono convinta che a me non accadrà, perché non sono 'una di quelle'.

Osservo spesso i coetanei, ovvio. Hanno la loro tranquilla routine, così pacifica e confortante, e mi chiedo se non dovrei imitarli. La domanda me la pongo, ovvio. Ma poi mi rispondo immediatamente. Sono molto legata agli amici storici, li adoro però so che quella routine non farebbe per me.

E infatti appena posso cerco la scusa per spiccare di nuovo il volo verso il mio sogno americano. Mi invento quasi da zero una ricerca sui programmi delle diverse agenzie antitrust internazionali, che redigerò con la mia fidata amica Nela.

Il progetto è molto ambizioso e prevede, ovviamente, una full immersion di tre mesi a Washington, DC. Con un visto turistico ritorno nella Capitale. Rivedere la Casa Bianca, e inseguire con lo sguardo l'auto di Obama con la scorta, è come incontrare l'uomo della tua vita dopo che il destino vi ha separati. Così, per tre mesi mi butto anima e corpo in questo programma. Nela mi ospita e, un po' accampata sul suo divano, mi sento come una ragazzina che può tutto. La ricerca riscuote molto successo. La presentiamo alle Nazioni Unite, a Ginevra, e davanti ad altre platee autorevoli: partono sguardi di approvazione, applausi anche dagli studiosi più seri e tanti punti per il mio curriculum che diventa sempre più corposo e brillante.

Ma la notizia migliore dell'anno arriva dall'ospedale. Già, perché il famoso professor V., l'oncologo, il medico che non sorride mai, mi regala un sorriso come si deve. Lo fa in occasione del nostro controllo di routine, stavolta a tre anni esatti da quella diagnosi che mi aveva quasi distrutto. «Gli esami sono perfetti» mi dice dopo una calorosa stretta di mano. «E ti trovo davvero in forma». La visita è accurata come sempre, le raccomandazioni non mancano, ma per la prima volta avverto un clima disteso, come se si potesse parlare d'altro e i ragionamenti più cupi avessero abbandonato la stanza.

Certi segni rimangono comunque tangibili. Come la cicatrice del port, che quell'estate provo anche a togliere con un piccolo intervento di chirurgia estetica che, però, non si rivela risolutivo. O come le bustine che nascondo in ogni borsa e che mi aiutano a proteggere ancora l'intestino. Ma ora mi sembrano dei segni più leggeri, parte di un passato che forse posso finalmente buttarmi alle spalle...

CAPITOLO 12
UN PO' D'ITALIA
2012 & 2013

La modalità girovaga prosegue senza sosta. Settimana dopo settimana, colleziono biglietti aerei, convegni e appuntamenti. Ormai acquisto maggiore rilevanza nella società di Antoine: il mercato europeo è sempre più solido e noi siamo uno degli attori protagonisti grazie all'instancabile lavoro che facciamo insieme. Siamo un bel team, io e lui.

Studio senza sosta documenti e business plan per nuovi progetti dal respiro internazionale, anzi americano, imbastisco rapporti con ipotetici clienti e vivo perennemente incollata al computer. Certo, nella mia testa si fa largo un pensiero fisso, a tratti ossessivo: sto dando a questo lavoro molto più di quello che ricevo, soprattutto sul fronte economico. Ma alla fine decido di non ascoltare questa voce perché ho un piano preciso: questa fatica mi permetterà di tornare negli Stati Uniti ed è ciò che conta.

Eppure, in questi mesi pieni c'è qualcosa, nell'aria, che mi lega al mio Paese. Come se l'Italia avesse sfoderato una calamita che cerca di attirarmi, di tenermi stretta a sé. Questo strano magnete ha due volti: uno politico, l'altro sentimentale.

Il primo arriva quasi per caso nella mia esistenza. Sono i mesi che porteranno alle elezioni politiche e, nelle rare sere casalinghe, seguo sempre i talk show e i programmi che sviscerano quello che accade in Parlamento e nei vari palazzi del potere. Una sera, in tv ascolto con interesse l'intervento di Luigi Zingales, economista, professore alla University of Chicago Booth School of Business e tra i fondatori del nuovo movimento 'Fare per fermare il declino'. Appena finisce di parlare io parto con la mia solita (e lunghissima) filippica sulle differenze abissali tra la politica italiana e quella a stelle e strisce.

Ma mio papà mi lancia una provocazione: «È inutile lamentarsi se poi non fai nulla di concreto» e mi augura buona notte con lo sguardo serio. Avrebbe potuto finire lì, avrebbe potuto essere una battuta come tante altre, invece mi sento toccata nell'orgoglio. Così accendo subito il pc, cerco la mail del Prof. Zingales e gli scrivo un messaggio accorato con la mia visione del Paese. E lui mi risponde il giorno dopo, invitandomi a una riunione del movimento.

Ci vado, più che altro spinta dalla curiosità, e pronta ad archiviare in fretta questa breve parentesi. Invece l'ambiente mi affascina: ci sono diversi esperti, studiosi, imprenditori e tanti giovani, tutti carichi e impegnati. Così non chiudo la parentesi. Anzi, la apro, ci entro e ne faccio parte, intrigata dal dibattito ad alto livello e dalla voglia di agire del movimento. E visto che le elezioni sono alle porte, i capi mi propongono di candidarmi nelle liste della mia circoscrizione. Non ci penso troppo e accetto.

Da quel momento, salgo su un'altra giostra e anche questa mi piace parecchio. Le riunioni politiche si susseguono una dopo l'altra ma è la piazza a farmi impazzire. Scopro di amare il contatto con le persone, con la gente comune con cui mi fermo a chiacchierare di problemi di tutti i giorni. Mi spiegano quello che non va, magari nella viabilità del loro Comune o nella crisi che sta colpendo duro le imprese locali e lascia senza lavoro intere famiglie. E io provo a ipotizzare soluzioni, penso a come aiutarle. Perché anche questo me lo ha insegnato la malattia: non ci si può fermare, sedersi e aspettare che i nodi si sciolgano da soli, bisogna agire e farlo anche in fretta perché spesso non c'è troppo tempo.

Le mie velleità politiche, però, non hanno vita lunga. Il movimento viene travolto da uno scandalo interno e ai seggi non riesce a racimolare i voti necessari per superare lo sbarramento previsto dalla legge elettorale ed entrare quindi in Parlamento. Alla fine, saluto i compagni di avventura e mi congedo da quel mondo. Sono comunque felice e orgogliosa, perché anche stavolta ho seguito il mio nuovo mantra, che mi spinge a buttarmi sempre, a uscire dalla comfort zone e a provare nuove esperienze.

L'altra faccia della calamita che mi trattiene a casa ha a che fare con il cuore. Perché in fondo, anche se ho sempre dato la precedenza alla carriera, rimango una timida e inguaribile romantica. Una di quelle che sogna il principe azzurro che la porta all'altare, in un tripudio di rose, o quasi. Una che brama un uomo perfetto con cui vivrà per sempre, felice e contenta. Spesso, infatti, in questi mesi tra Italia ed Europa mi convinco che sto investendo tanto nella professione proprio per colmare il mio atavico vuoto sentimentale e mi ritrovo a riflettere sul bisogno di trovare pace con una storia d'amore autentica.

Seguendo il flusso di questi pensieri, decido di dare un'opportunità a Giacomo. È un ragazzo dolcissimo che conosco dalle scuole superiori e che ha sempre avuto un debole per me. Ogni volta che torno a Este, lui c'è. C'era quando mi sentivo sospesa tra cure e paure. C'era ad accogliermi dopo il Master e la prima parentesi americana. C'è anche ora, nelle serate con gli amici tra un volo e l'altro e la politica. Proprio durante una cena, lo scruto curiosa: mi soffermo sulle sue parole, sui gesti, sulle mani forti e gli occhi attenti. Quando incrociamo i nostri sguardi, gli propongo di uscire a prendere una boccata d'aria. E tutto comincia.

Sono mesi sereni, non c'è dubbio, in cui mi godo questo uomo galante e attento, che mi corteggia come di solito vedo fare nei film, con tanto di dolci telefonate e mazzi di fiori.

Mi piace sentirmi coccolata, al centro delle attenzioni, ma se mi guardo dentro vedo la me onesta e diretta, che ammette di non essere innamorata. Spero che il tempo compia un incantesimo e mi faccia risvegliare una mattina con gli occhi a cuore, ma purtroppo le settimane passano e il miracolo non accade. Anzi, aumentano le occasioni in cui il mio principe azzurro si dimostra irritato o impaziente. E infatti, alla fine di un weekend trascorso insieme, tutte le mie speranze crollano miseramente. «Non è facile starti dietro» mi dice Giacomo con lo sguardo basso. «Mi sembra di dover sempre correre per riuscire a prenderti. E tanto so che prima o poi ripartirai perché il tuo futuro non è qui».

Ha perfettamente ragione e non posso neanche arrabbiarmi, né con lui né con me stessa. Lo so di essere una persona complicata: ho un carattere dominante, non riesco a essere accondiscendente. A questo, si aggiunge un passato difficile con un curriculum di salute che pesa ancora sulla mia tranquillità. Così, ci diciamo addio. Bastano poche parole perché in fondo non abbiamo quasi nulla da recriminare. I titoli di coda scorrono anche su questa relazione, mentre intorno a me le amiche progettano viaggi di nozze o battesimi. Per parecchio tempo il mio cuore rimane pesante. Mi sento sbagliata, difettosa. Forse non sono capace di amare e, ancora una volta, mi butto veloce nel lavoro, la mia vera ancora di salvezza.

Da qui, per fortuna, arrivano le belle notizie. Trascorro qualche giorno a Parigi per degli appuntamenti e un giorno Antoine mi invita a pranzo in un ristorante da favola vista Senna. Non è da lui, di solito così sbrigativo, e mi insospettisco. Sarà successo qualcosa? La società sta andando male e i miei piani andranno quindi in fumo?

In realtà, il pranzo si rivela subito un corteggiamento professionale in piena regola. Antoine si dilunga in complimenti, ripercorrendo il percorso fatto insieme e i risultati ottenuti, sempre lusinghieri. Tra una portata e l'altra, non risparmia di tessere le mie lodi. E, finalmente, davanti a una tarte tatin mi chiede se sono pronta a trasferirmi perché ha deciso di buttarsi nel mercato americano e avviare le pratiche per il visto negli Stati Uniti. Non aspettavo altro, tanto che non riesco quasi a contenere il mio entusiasmo. Brindiamo a questo progetto, alzando i calici all'unisono: inizierò l'anno nuovo nella Grande Mela. L'avevo promesso a me stessa, New York sarebbe diventata la mia casa.

Come due rette parallele che come, per magia, fanno una curva e si incontrano, anche il capitolo amore si arricchisce di nuove pagine. La prima parola a comparire è Olivier, ovvero il nome del ragazzo che mi fa capitolare in questa fine 2013. Io e lui ci conosciamo da tempo, dai tempi dello stage a Bruxelles, e mi ricordo addirittura i messaggi teneri che mi mandava durante la chemioterapia. Ci rivediamo a Parigi, mentre sono lì per un altro impegno di lavoro, una riunione all'Ocse, e lui mi stupisce con una dichiarazione da premio Oscar. «Elisa sei la donna della mia vita: l'ho sempre saputo e ormai non posso più fare finta di niente» mi sussurra mentre camminiamo sotto il Sacro Cuore.

Sono totalmente assorbita dalla 'missione America', ma non posso rimanere insensibile alle sue parole. Il fisico slanciato e forte e i modi di fare magnetici fanno il resto e, quindi, mi lascio trasportare da questa storia. Che inizia a Parigi e, per due mesi esatti, va in scena ogni weekend proprio nella capitale francese.

La Elisa romantica è totalmente appagata: cene a lume di candela nei migliori bistrot, sorprese, passeggiate a tarda notte mano nella mano, tantissima passione... Non potrei chiedere di meglio e mi sento proprio fortunata. Tutto funziona, il destino è dalla mia parte, quella sorte che si era accanita con la malattia ora mi ripaga delle molte sofferenze patite con gli interessi. Perché sono innamorata (o quanto meno credo di esserlo) e presto volerò a New York.

La calamita italiana, quello strano sentimento che mi tratteneva a casa e che faceva traballare i vecchi sogni, si è rotta definitivamente: basta remore, sono fatta per avere ali e viaggiare, andare lontano. Anche l'amore, in fondo, non è più tricolore.

Proprio la mia partenza imminente, però, mi porta a mettere in discussione questo rapporto. Vengo assalita da domande su domande e mi chiedo se sia meglio chiuderla qui, prima di farsi troppo male. Ma nel nostro ultimo fine settimana parigino, Olivier mi rassicura. È dolcissimo e mi saluta con una promessa che mi lascia senza fiato. «Riusciremo a vederci e a vivere al meglio il nostro amore. E presto ci sposeremo, così nulla potrà più separarci».

CAPITOLO 14
NEW YORK
2014

Finalmente. Non c'è altro da dire. Finalmente a gennaio sono a New York. E non in vacanza. Non di passaggio. Non faccio la turista e nemmeno la studentessa. Lavorerò qui. Vivrò qui. Questa città diventerà mia. Punto.

Finalmente è la parola che scandisco, a voce alta, quando l'aereo sorvola l'oceano e inizio a intravedere i grattacieli. E poi la ripeto quando scendo dalla scaletta, supero i controlli per l'immigrazione e ritiro i bagagli. E infine la urlo quando arrivo all'aria aperta, il freddo di gennaio mi congela il viso e le lacrime che scendono piano.

Piango.

Sono lacrime di gioia perché ce l'ho fatta, sto realizzando il mio sogno di sempre, quello che ha spinto ogni passo, anche i più tosti. Sono lacrime di rabbia e di rivalsa contro chi, a volte anche io stessa, pensava che non ci sarei riuscita, soprattutto quando mi hanno diagnosticato il cancro.

Ricordo ancora quel giorno e anche quello dell'operazione: lì non avevo dubbi a proposito del mio successo. Ma quando mi sono risvegliata, le paure sembravano dominare tutto. E quando ho iniziato la chemioterapia mi sentivo così debole da non riuscire ad alzarmi dal letto... Ecco, in quei momenti ho temuto che non sarebbe successo, che forse non ce l'avrei fatta e che trasferirmi dall'altra parte del mondo sarebbe stato troppo, persino per una agguerrita come la sottoscritta.

Invece ora salgo sul mitico taxi giallo e ripeto all'autista l'indirizzo di casa mia. Sì, proprio la mia, quella in cui abiterò per i prossimi anni e che ho scelto con la massima cura. Quando sei lontana dai tuoi affetti, un appartamento diventa qualcosa di più di quattro mura. Si trasforma in un guscio, una corazza di protezione che deve essere indistruttibile.

Quindi ci ho pensato parecchio, ho confrontato annunci e fotografie, sviscerando ogni dettaglio come lo scienziato che analizza una cellula al microscopio più potente che possiede. Alla fine, ho scelto un condominio di classe a Midtown, nel centro di Manhattan.

Altissimo, con una vista strepitosa sulle mille luci di Broadway e Times Square, ha tutto quello che mi serve e anche di più: portiere, palestra, mailing room, servizio di sicurezza e tanto altro.

E, dettaglio non indifferente, si tratta di un appartamento favoloso, al 36esimo piano, con grandi terrazze che si affacciano sul fiume Hudson e su Manhattan. Lo condividerò con due ragazze. Ho puntato su questo aspetto non a caso. Ormai so che, per quanto io possa essere determinata e forte, è sempre meglio avere qualcuno accanto. E qui, in una città nuova in cui non conosco nessuno, queste coinquiline saranno la spalla su cui appoggiarmi, le voci con cui chiacchierare e cacciare la solitudine.

Infatti, Megan e Kelly si rivelano proprio perfette. Se New York è una metropoli effervescente, loro sono esplosive. Non mi danno neanche il tempo di varcare la soglia di casa e ambientarmi, che mi travolgono di racconti, consigli, novità sulle serate nella Grande Mela. Ho proprio la sensazione che mi divertirò molto.

Kelly è un'ex modella, ora account manager nel mondo del fashion. Ha qualche anno più di me, una pelle mulatta e una chioma da copertina. Inutile dire che anche il corpo non sfigurerebbe su *Vogue Usa*. Non mi stupisce perché la palestra sembra la sua seconda casa, mentre la cucina della nostra di casa è spesso invasa da frutta e verdura con cui inventa centrifughe dall'effetto miracoloso.

Megan, invece, si occupa di real estate, ovvero il settore edilizio, quello con cui Trump ha fatto fortuna, per intenderci, e mi colpisce subito per il sorriso pieno. Bionda, amante della buona tavola, è più dolce e comunicativa di Kelly. Ma un filo particolare le unisce: tutte e due sono alla ricerca di un marito. E non di un compagno qualunque, ma del miliardario, del ricco uomo d'affari che possa mantenerle ed esaudire in uno schiocco di dita i loro desideri. Già, una cosa che noto in fretta è che alcune americane sono molto meno indipendenti e progressiste di quanto si possa immaginare e puntano dichiaratamente a un buon matrimonio.

Come sempre, quando arrivo in un posto nuovo dedico qualche tempo a prenderne le misure. Passeggio senza fretta allargando giorno dopo giorno il raggio d'azione: parto dal mio 'block', l'isolato, e poi mi sposto di zona in zona alla scoperta di quelli che diventeranno punti di riferimento, come il ristorante di sushi preferito, il drugstore sempre aperto, il parco più silenzioso.

Ovviamente il lavoro si prende parecchio tempo. Per ora, i coffee shop sono il mio ufficio e con il fidato pc testo tutti gli Starbucks della zona. Ecco, io lo sognavo quando ero in università di sedermi sulle loro poltroncine e di trascorrere la giornata a redigere documenti e file con il sorriso sulle labbra. Mi ha sempre affascinato l'idea di lavorare nei coffee shop. Sarà il fatto che mentre lavori di fronte a te la città scorre e, in una metropoli come questa, puoi essere spettatrice delle cose più curiose e incredibili. In fondo, poi, non sai mai chi si siederà accanto a te e magari potrebbe essere anche la tua prossima fiamma...

Non è tutto così facile, per carità. Tanto New York è vibrante, divertente e stimolante, quanto è 'challenging', come dicono qui. Ti mette a dura prova, non è per tutti. Perché è enorme e tentacolare, costosa e frenetica. Ogni gesto implica una gara, una sfida: c'è sempre chi è più ricco di te, più colto di te, più bello di te, più trendy di te e potrei andare avanti all'infinito.

Non mancano quindi i momenti di scoramento, le occasioni in cui non so bene come comportarmi. Ma, per fortuna, ogni giornata mi regala anche un'infinità di vibrazioni positive e la carica per affrontare, e vincere, le sfide.

Una nuvola all'orizzonte, comunque, c'è. Offusca il cielo e anche i miei pensieri durante le splendide passeggiate lungo l'Hudson. Olivier, infatti, è sparito. E non sto usando un eufemismo. Dopo la promessa di matrimonio a Parigi, (perché comunque mi ha salutato dicendomi che ci sposeremo...) non l'ho più sentito. Non mi chiama e non risponde a telefonate o messaggi. Nulla, si è volatilizzato come un agente segreto che deve far perdere le sue tracce.

All'inizio sono talmente presa dalla nuova quotidianità da non darci troppo peso. Ci penso, sento una strana sensazione di pessimismo, ma la ricaccio lontano. Poi passano le settimane e quelle che sono ipotesi si trasformano in una certezza: mi sta evitando. Una sera, questa storia tocca il fondo. Provo a chiamarlo per l'ennesima volta e, finalmente, sento la sua voce. È appena un sussurro, lontano e glaciale, e mi comunica solo che è in ospedale e non può parlare. Gli credo e mi sento persino una stupida per aver dubitato delle sue intenzioni. Ma poi le giornate scorrono e si riempiono nuovamente dei suoi silenzi, di risposte mancate e sfiducia. Non una spiegazione, non una parola, nemmeno quando cerco di avere informazioni sul suo stato di salute. Al contrario, sembra tutto molto confuso e inverosimile.

Finché, qualche giorno prima di San Valentino mi scopro a pensare proprio a questa ricorrenza e realizzo che non la festeggerò con Olivier. Non festeggerò più nulla con lui, non organizzeremo weekend romantici tra Parigi e New York, non litigheremo per scherzo per scegliere in quale città sposarci.

È uscito, o dovrei dire scomparso, dalla mia esistenza. Anche lui. Per fortuna ci sono entrate Kelly e Megan e ora più che mai benedico la decisione di vivere con loro. Sono un toccasana per l'umore con le mille idee che mi propongono per serate entusiasmanti.

Ecco, la loro compagnia mi appare molto diversa da quella a cui mi ero abituata, per esempio, ai tempi dell'università a Bologna. Vivevo nella mitica via Duse, in un appartamento sgarrupato, quelli che in Italia si affittano proprio agli studenti, con un bagno per sei e spazi minuscoli da condividere. Lì ho conosciuto Roberta e Orsola, due amiche speciali, con cui ci scambiavamo gli appunti e i segreti più nascosti, chiacchierando fino all'alba. Quei momenti, le mitiche ragazze di via Duse, rimarranno per sempre nella storia.

Qui a New York, niente cene casalinghe insieme. Addirittura, e l'ho notato appena arrivata, il tavolo del soggiorno è accostato vicino al muro e spesso pieno di oggetti più disparati perché Megan e Kelly sono abituate a cucinarsi qualcosa e poi a mangiarselo da sole, ognuna nella propria camera. Ma le serate con loro nei locali più cool non mancano mai.

A trascinarmi fuori dal baratro arriva anche la tecnologia. Qui, infatti, usano tutti Meetup, il social che ti mette in contatto con gente che vive nella tua zona e ha gli stessi interessi. Così, grazie a un clic, evito di sprofondare nella tristezza e trascorro un San Valentino alternativo, passeggiando su e giù per Manhattan con un gruppo di ragazzi davvero simpatici, che arrivano da ogni parte del mondo.

CAPITOLO 15
NEW YORK
2014

La tua vita te la costruisci tu, non c'è dubbio. E lo fai con coraggio e fatica. Poi si aggiunge la quota 'fortuna', o 'sfortuna' ovviamente, che spariglia le carte e può favorire o distruggere anche i momenti più belli. Ma, e questo l'ho capito con il passare degli anni, per costruire il puzzle perfetto, ci vogliono le persone perfette. Gli amici. Spesso, per esempio, qui a New York, la mia DC Family mi manca come l'aria, con la fantastica capacità che hanno i suoi membri di capirmi al volo e farmi sentire a casa, protetta.

Però anche nella Grande Mela riesco a trovare, settimana dopo settimana, i pezzi del mio personalissimo puzzle. Se a Washington si trattava di un gruppo grande, affiatato ed eterogeneo, qui mi circondo soprattutto di fanciulle, socie di scorribande sentimentali. Il motivo è semplice: New York è la città dei single e per i single. Tutto è pensato per loro, dalle confezioni nei negozi di alimentari più trendy ai tavolini nei locali e nei ristoranti. Sì, sono rigorosamente per due: niente tavolate o folle da pub, ma posti intimi per amiche o future coppie che si stanno conoscendo.

E io provo a muovere i primi passi in questo delizioso e 'folle' scenario. Il mio amore francese è 'desaparecido' ufficialmente e io mi comporto di conseguenza. Non è facile. A volte mi devo proprio sforzare, visto che invece preferirei languire nel letto avvolta nella coperta e nella tristezza, ma poi la città dalle mille luci mi chiama e non posso non rispondere. Il mitico Meetup, che mi aveva già salvato il giorno di San Valentino, mi offre un'ulteriore mano.

Infatti, sul social mi contatta Takako, una donna asiatica che vuole imparare l'italiano e mi propone di incontrarci ogni settimana per scambiarci lezioni: io le svelerò tutti i dettagli della lingua di Dante, mentre lei contraccambierà con i trucchi per vivere al meglio qui. Accetto e fin dal primo incontro capisco di aver colto un'ottima occasione. La vedo e penso immediatamente a Samantha, una delle protagoniste di *Sex and The City*: Takako è identica a lei, è la sua versione con gli occhi a mandorla e i capelli nero ebano. Over 40, è il ritratto della classica city girl: impeccabile dalla testa ai piedi, unghie sempre all'ultima moda, con manicure fatta nella Spa frequentata dalle celebrity, e guardaroba di gran classe, dove dominano minigonne sensuali e abiti leggeri anche durante il gelido inverno. Questo è l'involucro 'esterno', a cui si aggiunge una precisione da ingegnere, quale è lei nella vita, e un'affascinante apertura mentale. Insomma, è una donna davvero curiosissima, un personaggio che inizia a colorare le mie serate e per cui vado matta.

Le nostre lezioni di italiano hanno vita breve. Infatti, mi confessa che voleva impararlo perché stava frequentando un mio connazionale, ma la storia si esaurisce in fretta, come da tradizione a New York. Tra noi, però, l'alchimia è ormai scattata e le nostre cene insieme continuano, diventando un imprescindibile appuntamento mensile nei migliori ristoranti. Takako è una specie di musa ispiratrice. Come le muse dell'antica Grecia ispiravano i poeti, lei mi lancia suggerimenti, si dilunga su trend e locali, mi passa gossip e spunti. E, soprattutto, mi apre le porte del mondo del dating.

Già, a New York i single praticano un unico indiscusso sport: il dating. Anzi, forse dovremmo chiamarlo 'religione', perché questi appuntamenti sono un autentico credo e seguono rituali e regole ferree, che mi vengono svelati proprio dalla mia guru. All'inizio, lo confesso, mi butto più che altro per dimenticare Olivier, poi ci prendo gusto e diventano prima un modo per conoscere gente nuova e poi, perché no, lasciarmi andare e innamorarmi.

È anche l'occasione per esplorare e conoscere ogni angolo perché gli appuntamenti vanno in scena in location diverse. C'è il rooftop dell'hotel 5 stelle a Midtown, dove si va vestiti da sera, oppure il ristorante giapponese più informale ma talmente esclusivo in cui puoi prenotare solo se sei già stato loro cliente almeno una volta. Ogni volta, lo scenario muta, da Soho al West Village, fino al bar più alternativo di Brooklyn per poi tornare nel sempre 'cool' Meatpacking, dove campeggiano gli immancabili Cosmoglass, i bicchieri dalla forma sinuosa, tipici della city. Ma a non cambiare mai è il mio stupore per quello che sto vivendo. Volteggiare tra un'uscita e l'altra mi carica, mi fa sentire euforica.

Takako mi guida nel rituale, sottolineando le norme non scritte che sorreggono ogni serata. Per esempio, a meno che non ci si veda in un ristorante, ai dating non si mangia: non è elegante ed è un inutile spreco di tempo che, invece, è saggio investire chiacchierando per conoscere il più possibile la persona che hai di fronte. Quindi, si spilucca qualcosa prima di uscire.

Seconda regola: a ogni uomo si concedono al massimo due settimane. Se, trascorso questo tempo, non è scattato nulla e non ci sono stati passi avanti, addio. Si passa al date successivo. Si va tutti di fretta e non si possono buttare istanti preziosi...

Terza e ultima regola (ma giusto per iniziare): condurre bene il gioco. In pratica, prendere le redini della conversazione indirizzandola dove si vuole, porre parecchie domande e rispondere, invece, lasciando il giusto alone di mistero. Il tutto, con le antenne alzate, o il sesto senso attivato. Il motivo? La varietà dei locali del dating è pari alla varietà dei partecipanti. Insomma, si può incontrare chiunque: imprenditori alla prima start up o uomini maturi, artisti visionari o nerd alla Steve Jobs, avvocati e stilisti. Un mondo intero con le più disparate intenzioni. Ecco perché, come mi ripete più volte la mia amica, bisogna stare all'erta, divertirsi ma senza perdere completamente la razionalità e la testa...

È una palestra anche questa, in fondo. Imparo molto come donna. Dopo decenni di serietà e timidezza, con tanti dubbi sulla mia bellezza, capisco di avere successo. Piaccio agli uomini, e non solo per l'aspetto ma soprattutto per la personalità. Questo rappresenta un progresso notevole per l'autostima e mi rende più sciolta e sicura. Ma non è sempre così. Quando ho usato la parola palestra, non l'ho fatto a caso. È una fatica presentarsi sempre al top, come look e come umore, conversare in una lingua che comunque non è la mia, capire le intenzioni degli altri come una rodata psicologa. Sembra un esame continuo, come se non ne avessi sostenuti abbastanza. Così, a volte l'autostima ha una brusca frenata perché, al tavolino accanto al tuo, noti sempre la ragazza con la scollatura più ampia, qualcuna più bella e di successo di te.

Questa città è così: un giorno ti mette sul piedistallo, il successivo ti schianta in cantina, in un continuo up e down, in una girandola di sentimenti estremi, dall'euforia alla tristezza. E via da capo.

CAPITOLO 16
NEW YORK
2015

Ho acquistato una favolosa cupcake da Magnolia Bakery, una delle migliori pasticcerie della città, poi ci ho aggiunto con solennità la classica candelina glitterata. E, guardando i cartelloni di Broadway dalla mia terrazza, ho festeggiato il primo anniversario, il primo anno della mia storia d'amore con la City, augurandomi che sia solo l'inizio.

Lo ammetto, non l'ho fatto il giorno giusto, quello esatto da calendario perché i ritmi folli mi hanno fatto sfuggire l'attimo, però non ho potuto dimenticare la ricorrenza. E come ogni occasione di questo tipo, ho anche stilato il mio personalissimo bilancio degli ultimi 12 mesi. Da buona secchiona, ho dato i voti e ho puntato su un ragguardevole otto.

Sono stati 365 giorni pieni, non c'è che dire. E anche il secondo anno sta procedendo a pieno. Sono pian piano diventata una city girl, una di quelle che esce cinque sere su sette. Il dating ha fatto la sua parte e ho iniziato a viverlo con la giusta dose di divertimento e ironia. Sto anche imparando ad andare al cinema, al ristorante e addirittura ai concerti da sola perché, in fondo, non sento la paura che mi blocca. Il senso di solitudine non si prende più il cuore, anzi mi piace questa indipendenza: sono in America, nello scenario che adoro e anche se il tavolo della cena è vuoto, in realtà sono seduta proprio con questa metropoli meravigliosa che mi tiene compagnia.

Mi sono creata anche le mie piccole, fondamentali, abitudini. Come le lezioni di yoga. Le prime della vita le ho fatte proprio qui. Ho scovato un adorabile studio vicino casa, sulla Nona Avenue, al terzo piano di un walk-up building, le vecchie palazzine senza ascensore.

L'atmosfera è semplice e al tempo stesso speciale: ambiente tutto in legno, statue di Buddha e candele disseminate ovunque e un silenzio irreale per Manhattan. Le prime volte le ho trascorse a comprendere strani termini tecnici in inglese. Poi sono passata a contorcermi in posizioni complicatissime e ora mi trovo davvero a mio agio. Insomma, anche io faccio parte delle ragazze che vanno a yoga ogni domenica mattina e poi puntano dirette al brunch, con il completino fitness ancora addosso e il tappetino sotto braccio.

Ho individuato anche i mercati preferiti per comprare frutta e verdura: sono quelli di Unione Square e quello del mio quartiere e anche loro fanno parte degli appuntamenti del weekend. E infine, ho fatto mio anche un altro rito da perfetta newyorchese: manicure e pedicure tra un appuntamento di lavoro e l'altro. È una specie di beauty 'pit stop' che va in scena nei minuscoli centri estetici cinesi o coreani, che si fanno una spietata concorrenza tra loro, puntando su prezzi stracciati, massaggio alla schiena incluso, a qualsiasi ora del giorno o della notte.

Tutto, poi, è una scoperta progressiva ed è fonte di energia: ovunque incontro persone curiose, che mi ispirano e colpiscono e che hanno sempre qualcosa da insegnarmi. Conosco artisti, imprenditori e attrici, poeti e ricercatori che arrivano da ogni angolo del Pianeta e mi raccontano storie e idee che vibrano di vita e progettualità. Certo, esco per divertirmi, come vuole la Elisa post cancro, ma non appago soltanto la parte frivola e leggera. Anzi, mi ritrovo ad ascoltare, ad appuntarmi mentalmente argomenti da approfondire e così nutro la mia anima.

Anche il lavoro è stato una bella scoperta. Giorno dopo giorno, ho gettato le basi del mercato americano della società e posso dire che queste fondamenta sono cresciute insieme a me, come me. Si tratta di compiti, routine e sfide diverse da quelle a cui ero abituata e anche io sono migliorata strada facendo. Per esempio, mi sono perfezionata parecchio sul fronte delle competenze digitali e ora riesco a gestire bene il sito web e l'editing degli articoli. Antoine mi lascia parecchio spazio, visto che lui organizza la sua presenza qui a mesi alterni e poi torna in Europa a occuparsi degli affari continentali. Lo devo dire: apprezzo questi spazi di autonomia. Sono ormai un asso a lanciare meeting e conferenze con gli esperti del settore antitrust, ho aumentato i miei contatti e affinato le arti della diplomazia e dell'organizzazione.

Anche in questo, New York è maestra: per fare carriera qui, di qualsiasi ambito si tratti, devi essere estremamente brava, giostrarti tra ruoli diversi, saper improvvisare e non farti spaventare dalla competizione. Già, ovunque i professionisti girano con il coltello tra i denti e anche tu non puoi essere da meno. Soprattutto se indossi il tailleur e i tacchi. Il mio settore, anche se siamo nel Ventunesimo secolo, è ancora profondamente dominato dagli uomini.

Spesso, infatti, mi ritrovo a essere l'unica donna al tavolo di una riunione o dietro le quinte di un evento. Quindi, quel famoso coltello tra i denti ce l'ho anche io. Non lo affilo troppo, nel senso che non mi costringo a comportarmi come un maschio, non voglio snaturarmi, ma non mi lascio mai intimidire, o almeno ci provo. È faticoso e sfibrante, però crescere significa anche questo.

Il bilancio di questi mesi ha coinvolto, ovviamente, anche la salute. Certo, questo aspetto non dipende solo da me quanto dalla sorte, però io cerco di andarle incontro prendendomi cura del mio corpo. Ormai mi sento più leggera e serena, tanto che a volte arrivo persino a dimenticarmi quello che ho passato. La paura che il cancro ritorni non accompagna più ogni passo, ogni decisione, ma si fa sempre più sporadica. Addirittura, stavolta si palesa solo il giorno prima dei soliti controlli. Sono nella mia stanza, a Este, e preparo il solito fascicolo che racconta la mia storia sanitaria e che porto a ogni visita. Sistemo i fogli e aggiungo le impegnative che mi serviranno la mattina successiva. Ecco, la famigerata sigla K che campeggia sempre su ricette e referti: la K che sta per cancro, al colon nel mio caso, una consonante che nasconde a stento a fatica incubi e fatiche, una lettera scarlatta che ha segnato a lungo la mia esistenza. E lo fa ancora, anche se con meno potenza. Stavolta, per esempio, realizzo esclusivamente davanti al macchinario della tac che la mia routine americana potrebbe non essere così sicura e scontata.

Per tutta la durata dell'esame, quindi, trattengo il respiro, non mi muovo e mi costringo a non pensare, come per non spezzare la magia che mi ha portato fin qui. Va tutto bene, per fortuna. «Ci rivediamo tra sei mesi» mi rassicura l'oncologo, mostrando quel pizzico di ottimismo che non guasta.

Il 'reparto salute', quindi, procede. Fare esami e visite in Italia funziona perché le due parti di me proseguono separate, New York non si 'sporca' con queste questioni. Tranne rare volte. Succede, per esempio, quando mi preparo per qualche appuntamento. Sfoggio l'abbigliamento più elegante e sexy del mio repertorio e non riesco proprio a nascondere la cicatrice del port. All'inizio mi arrabbio, mi affanno con trucchi e correttore, ma poi lascio perdere. Sto imparando ad accettarlo. Così, quando capita che qualcuno mi chieda cosa sia quel segno, rispondo che mi ricorda quanto sia meravigliosa l'esistenza.

CAPITOLO 17
NEW YORK
2016

«Elisa, non dimenticarti mai chi sei e da dove vieni». È una frase che mi sono ripetuta spesso agli inizi della mia carriera nella Grande Mela. Quando ho cominciato il progetto con Antoine a New York, ho mosso i primi passi in ogni senso. Tutto nuovo, tutto da costruire, per certi versi da inventare. Il diritto antitrust è nato proprio qui in America, eppure nel primo decennio del Duemila l'editoria del settore era ancora agli albori, o comunque non era come la conosciamo oggi. Non penso di sbagliarmi troppo o di esagerare se dico che io e Antoine abbiamo contribuito a lanciarla, creando un mercato inedito e oggi reale e solido.

I miei primi passi, quindi, erano incerti e traballanti, proprio come quelli di una bimba che si muove nel mondo. Addirittura, le prime riunioni con potenziali clienti le trascorrevo in religioso silenzio: mi limitavo a osservare protagonisti, riti e regole, memorizzando e studiando. Poi ho provato a uscire da quel mutismo, così insolito per me, abituata a lavorare sodo per primeggiare. E l'ho fatto imitando, spesso inconsciamente, gli uomini con cui collaboravo, dagli avvocati ai professori che incontravo ogni giorno. Ho anche pensato di fare uno corso di poker dedicato alle donne in cui si insegnava a pensare e agire come gli uomini.

Però c'era sempre qualcosa che non mi convinceva. In fondo, io non sono una dura che non ha bisogno di chiedere mai. Sono vulnerabile, empatica, ma anche testarda e ambiziosa. Rimanere sé stessi in una città come New York può essere veramente difficile ma, con il tempo, ho capito che era l'unica strada possibile. Così ho lasciato che a emergere fossero le mie peculiarità. Anzi, le mie differenze. Essere donna e "con un accento" non doveva essere un difetto, una cosa di cui vergognarsi o per cui scusarsi. Perché è così che spesso succede. Quando sei l'unica donna in una riunione, il primo pensiero di tutti gli altri partecipanti (uomini) è che tu sia un'assistente. E rompere il silenzio e far capire che no, non sei lì solo per aiutare il grande capo o partner, richiede coraggio perché non appena parli ti senti tutti gli occhi puntati addosso e devi essere più forte di pregiudizi e battutine, che spesso vengono fatte dietro le spalle. Così con il tempo ho iniziato a non rinunciare alla mia femminilità e all'italianità. La competenza e la professionalità non devono mai mancare, ma io ci aggiungo anche il sorriso, il calore, l'intraprendenza, la capacità di ragionare fuori dagli schemi e la creatività.

Con il tempo, io e Antoine ci costruiamo delle routine che funzionano. Lui prosegue a fare la spola tra New York e la sede della società, a Parigi. In genere, si ferma qui un mese e poi riparte, trascorre un altro mese in Europa e ritorna. Quando si trova in città impostiamo insieme appuntamenti e incombenze delle settimane successive. Ci incontriamo ogni giorno e spesso diamo il via alla mattinata con una fantastica colazione brainstorming: pc e smartphone accesi, muffin, avocado toast o bagel e cream cheese, accompagnate da litri di caffè nero per alimentare le nostre idee che devono scorrere libere.

Entrambi adoriamo goderci la città, viverla a pieno e quindi scegliamo con cura le location di queste lunghe riunioni, che hanno un inizio certo ma poi proseguono a oltranza. Uno dei nostri luoghi simbolo è la biblioteca del NoMad Hotel, a Flatiron, che ha un bar delizioso e poco conosciuto, quasi segreto. Il menu è molto sofisticato e i posti a sedere sono pochi così si crea un ambiente esclusivo ed elegante.

Quando non siamo qui, giriamo tra clienti o potenziali tali. E anche in questo caso, lo scenario è da cartolina. Infatti, ci muoviamo tra uffici eleganti ai piani alti dei grattacieli di Wall Street, con vetrate che incorniciano la Statua della Libertà da una parte e lo skyline più famoso del mondo dall'altra, oppure nelle sedi di Google e Microsoft o, ancora, da Bloomberg. Non posso fare a meno di guardarmi intorno, spesso emozionata, e di scattare foto, di nascosto e prima che arrivi il cliente, proprio come una turista. In fondo, io e Antoine assomigliano un po' a due viaggiatori alla scoperta dell'America dell'Antitrust.

Più passa il tempo, più mi trasformo e la padronanza diventa una costante della quotidianità. Imparo a essere più lucida, produttiva e razionale.

I sontuosi uffici che mi paralizzavano? Capisco che spesso rimangono solo una facciata e dietro agli open space luminosi per le riunioni si nascondono piccole stanzette dove si fatica senza sosta. Mi ricordano molto lo studio legale romano dove ho cominciato dopo la laurea: anche lì locali sontuosi in un palazzo bellissimo al Quirinale accoglievano i clienti, ma noi praticanti quei locali li vedevamo molto poco.

Anche gli avvocati o i professori universitari che mi intimorivano con uno sguardo sono più famigliari e imparo a coglierne abitudini e piccole manie da usare a mio favore. Antoine m'insegna a prendere nota di tutto dopo ogni incontro. Perché un piccolo dettaglio, come il compleanno del figlio appena nato o la città italiana che li aveva colpiti durante un viaggio, potranno essere utilissimi per un secondo contatto e per rendere il rapporto meno formale.

Ecco, le giornate si dipanano in un grande lavorio di pubbliche relazioni, contatti e rapporti. E direi che questi semi stanno dando ottimi frutti. Il primo anno persino il nome della società pareva un problema: troppo europeo, anzi troppo francese, come il nostro approccio. Ora ci facciamo largo nel settore, conquistando uno spazio e un'autorevolezza sempre maggiore. Aumentano gli studi legali con cui collaboriamo, così come i professori che scrivono importanti articoli per la nostra rivista. Parlo al plurale, ma il noi si trasforma presto in io.

Perché questo lavoro mi costringe a cambiare linguaggio e non solo nel senso più letterale del termine. All'inizio, Antoine corregge le mie bozze e spesso me le fa riscrivere da capo.

Non so quante volte mi ripete che devo smetterla di pensare da avvocato e mi incoraggia a dare più peso all'aspetto 'emotivo' e a quello commerciale. È un processo un po' faticoso per me, abituata allo snobismo e alla rigidità che caratterizzano il mondo legale, soprattutto quello italiano. Ma con il tempo compio questo salto e spicco il volo. Così, se provo a definirmi, il termine avvocato non basta più, perché sono diventata una professionista a tutto tondo, capace di passare in un soffio dal diritto al marketing. E quando Antoine ritorna a Parigi, gestisco tutto con scioltezza.

Questa sicurezza si riverbera come una nuova luce su tutti gli aspetti. New York non ha quasi più segreti, la sento e la vedo mia. Continuo ad arricchire il fantastico curriculum da party girl, con cinque sere su sette 'out', e spazio da lounge bar a ristoranti, da club a vernissage di mostre ed eventi culturali.

A farmi compagnia, parecchi nuovi amici. Anche questa è una conquista. Sono più consapevole e affermata? Voglio rapporti profondi e duraturi, non mi bastano le conoscenze mordi e fuggi con cui condividere soltanto un appuntamento o un weekend diverso.

E, per fortuna, in questo periodo conosco quelle che diventeranno le mie colonne newyorchesi, le persone su cui scoprirò di poter contare. Che ci saranno sempre, per una chiacchierata, un consiglio e un abbraccio più caldo.

Veronika è la colonna femminile. Qualche anno più giovane di me, un mix genetico straordinario tra Russia, Corea e Uzbekistan che la rende bellissima e speciale, si muove nel mondo del real estate. Anche lei può essere definita una NYC girl a tutti gli effetti, con una guardaroba strepitoso e una passione per beauty routine e cosmesi che cerca spesso di trasmettermi.

All'inizio sembra semplicemente la compagna perfetta per le scorribande nei locali più cool, ma ben presto mi rendo conto di avere davanti una donna dal cuore d'oro. Le feste esclusive e le inaugurazioni delle gallerie d'arte rimangono una tappa fissa per noi due, però la sua dolcezza mi spinge ad aprirmi, a raccontarle della malattia e non solo, a confidarle le insicurezze professionali o il sogno di trovare finalmente l'uomo giusto. Veronika è l'ascoltatrice ideale: attenta e generosa, non mi giudica, ma mi aiuta a vedere i problemi con calma e ottimismo.

La colonna maschile, invece, è José. Spagnolo, è sbarcato in città nei miei stessi anni e, come me, ha una mentalità cosmopolita, vive sempre con la valigia in mano ed è pronto a buttarsi in nuove esperienze.

Ci conosciamo per un primo appuntamento vero e proprio, dopo un approccio su Tinder, ma capiamo subito di avere intenzioni diverse. Lui vorrebbe qualcosa di serio; io, in realtà, cerco soprattutto la scusa perfetta per lasciare un altro ragazzo che sto frequentando, ma con cui non va. Insomma, provo ad applicare l'arte del multidating, ossia frequentare più persone allo stesso tempo. In fondo, come mi ripete spesso la mia coinquilina Kelly «finché non hai l'anello al dito, devi continuare a uscire con altri uomini e rimanere sul mercato».

Ma in questo primo appuntamento io e José finiamo per confessarci le nostre delusioni, filosofeggiando sugli amori impossibili. Alla fine ci guardiamo negli occhi e, nello stesso istante, pronunciamo la fatidica frase «meglio se rimaniamo solo amici, no?»... In realtà, le settimane successive lui mi sembra scostante, freddo, forse deluso dalla piega che ha preso questo rapporto.

Latita di fronte ai miei inviti, ma poi per fortuna scioglie questo blocco e l'amicizia cresce. Ci troviamo in sintonia, apprezzo la sua solidità, il senso di sicurezza che mi trasmette semplicemente con la sua presenza. Per questo, non esistono segreti tra noi e gli racconto subito di quando mi hanno diagnosticato un tumore e dei lunghi mesi di cure e incertezze. Mi piace il suo approccio sincero e pragmatico e le attenzioni che mi riserva. Come la mia DC Family, anche lui capisce al volo se ho qualche piccolo problemino di salute o quando mangiare cibo speziato è chiedere troppo al mio stomaco. Mi guarda, annuisce e con un sorriso da angelo custode mi aiuta a superare l'impasse, come se ogni cosa fosse possibile. È lui che, sapendo della mia sensibilità al freddo, mi ha regalato guanti di tutti i colori per tenere le mani calde durante i gelidi inverni newyorkesi.

José assume anche il prezioso ruolo di partner culturale. Ci promettiamo l'un l'altra di giocare a fare i turisti tra musei e retrospettive almeno una volta al mese. Perché quando New York diventa la tua casa, finisci spesso per darla per scontata e trascuri tutti gli stimoli che può offrirti, visto che il weekend sei così sconvolto dalla settimana lavorativa da limitarti a dormite e lavatrici. Noi non demordiamo e il sabato o la domenica diventano il giorno dell'arte. Naturalmente, saziata la mente pensiamo anche alla gola e concludiamo la giornata con una ricca cena.

Uno dei nostri indirizzi irrinunciabili è Joe's Shanghai, un ristorantino cinese tranquillo e delizioso, famosissimo per i suoi ravioli al vapore. Ne ordiniamo sempre una doppia porzione ai gamberi e maiale, insieme al riso all'ananas e pisellini, e ancora oggi quando sento il loro inconfondibile profumo non posso che pensare alla mia colonna José.

Con lui, con Veronika e con altri amici che si uniscono nelle nostre serate, eleggiamo via via i nostri luoghi dell'anima, quelli in cui ormai ci sentiamo a casa e che ospitano ogni volta risate, discussioni sui massimi sistemi o, semplicemente, la voglia di archiviare per qualche ora le deliranti fatiche professionali. C'è Brandy's Piano Bar, un angolo microscopico sull'Upper East in cui i camerieri, a turno, abbandonano grembiule e blocchetto per le ordinazioni e si improvvisano cantanti, suonando al pianoforte i classici di Billy Joel o Elton John.

Al lunedì, invece, ci spostiamo ad Harlem e ci incontriamo al Red Rooster: lì lo spettacolo non va in scena solo sul palco grazie ai musicisti di alto livello, ma anche ai tavoli con una clientela che pittoresca è dir poco.

Quando ho bisogno di una passeggiata a Centrale Park, la mia 'guardia del corpo' è Yasmine. Tedesca di origine, fa la fashion designer e lavora con marchi prestigiosi, come Ralph Lauren e Gap. Ci unisce la smisurata passione per il cibo coreano e per il ramen e le nostre chiacchierate all'aria aperta sono più efficaci di una seduta dallo psicologo.

Le domeniche pomeriggio, infine, sono sempre dedicate al grande schermo. Condivido questa passione con Gabriella, una delle due uniche amiche italiane in città. Ci lasciamo tentare dall'abbonamento in promozione in uno dei cinema del centro e ci incantiamo ogni settimana davanti a un film diverso. Confesso che apprezzo questa abitudine soprattutto nelle giornate invernali o in quelle torride d'estate, in cui la sala diventa l'habitat ideale per rilassarsi e staccare. Poi chiudiamo con un degno finale: un super Mac&Cheese e patatine da Jacob's Pickles, su Amsterdam Avenue.

Insomma, nella Grande Mela sto trovando la sintesi perfetta del mio essere. Scrupolosa e stakanovista, ormai mi sento a mio agio tra carrieristi e professionisti sempre al top; mentre il lato romantico, fantasioso e creativo si nutre di eventi, artisti e scenari da sogno.

La serenità di questo periodo, poi, la devo anche alle meravigliose notizie che arrivano dal fronte salute. In Italia, faccio il solito controllo con l'oncologo. Questa volta è il turno della PET, la tomografia a emissione di positroni. Io e i miei genitori imbocchiamo il lungo corridoio che porta al reparto di Medicina Nucleare, un antro isolato dell'ospedale che ti fa quasi sentire come se fossi dentro un esperimento. Misuro i passi e rifletto sulla felicità degli ultimi mesi: ce l'ho messa tutta, al lavoro e non solo, eppure potrebbe non bastare, gli sforzi potrebbero essere stati vani perché questo esame potrebbe vanificare tutto. Rispondo alle domande degli operatori con una rabbia velata: per loro si tratta di lavoro, per me questa giornata significa vita o morte. Entro nel macchinario e ogni minuto dura un'eternità.

Alla fine, il Prof. V. visiona il risultato della PET e controlla la cartella che ormai pullula di esiti e documenti. Alza lo sguardo dal foglio e scandisce le parole che ricorderò per il resto dell'esistenza: «Ormai è trascorso parecchio tempo dalla diagnosi e da anni gli esami sono sempre puliti, con i valori ottimi. Quindi, possiamo effettuarli ogni due anni, invece che ogni 12 mesi. E tu puoi tirare un sospiro di sollievo: a questo punto, hai le stesse percentuali di ammalarti di tumore di qualsiasi altra persona sana. Ne sei fuori Elisa, complimenti».

Non ho quasi la forza di rispondere, l'emozione mi tramortisce. Poi in un istante rivedo il film del passato e, subito, quello del presente. Anche da una sfida immensa come il cancro si può risorgere. Più forti di prima.

Sono al settimo cielo per la fine di quest'incubo. La sensazione che mi pervade, però, è dolceamara. Perché all'uscita attraverso il reparto di oncologia, quello che sei anni prima mi aveva visto come una paziente giovane e impaurita, piegata dal dolore e dall'incertezza sul futuro, e incrocio gli sguardi di chi è lì a combattere la sua battaglia. Questa volta noto parecchie facce giovani e non riesco a sorridere per la mia fortuna, anzi quasi abbasso gli occhi. Mi rendo conto di quanto sono stata fortunata non solo ad aver avuto una diagnosi tutto sommato precoce, ma anche per gli interventi eseguiti senza intoppi e le cure, durissime ma efficaci. Sono stata forte, certo, ma la sorte è stata dalla mia parte. Mi sento in debito per questo. Lascio il San Raffaele, ma questa sensazione invece non mi abbandonerà mai più.

CAPITOLO 18
NEW YORK
2016

Il mio amore per New York è qualcosa di innato. L'ho sempre idealizzata e considerata la città delle infinite opportunità. Quella in cui puoi vivere a mille all'ora, osare e farcela perché la meritocrazia vince su tutto. E, con il passare del tempo, ho cominciato anche a trovarla molto romantica.

Certo, non possiede il tocco principesco di Parigi, la regalità delle capitali europee, ma per me è la metropoli giusta per innamorarsi. O meglio, spero che sia così. Mi immagino i film più famosi di Woody Allen o le altre, tantissime, storie ambientate qui e penso che sarebbe perfetto passeggiare mano nella mano con il mio lui a Central Park, incontrarci sulle rive dell'Hudson o scegliere un delizioso appartamentino insieme, magari a Brooklyn. Ma la realtà mi sta mettendo i bastoni tra le ruote. Infatti, se il lavoro procede a gonfie vele, la passione e gli affari di cuore viaggiano su una strada parecchio accidentata.

In pratica, continuo il mio dating. La tecnologia e Internet vanno per la maggiore e le App per cuori solitari spopolano, da Bumble, Hinge, fino a Tinder. Ammetto che mi ci vuole un po' per abituarmi a fare il primo passo, cliccando sul fatidico tastino 'Mi piaci'. In fondo, preferisco essere corteggiata, aspettare nelle retrovie che l'uomo in questione scopra le sue carte, i suoi sentimenti. Purtroppo, il mood del momento è diverso, quindi imparo a giocare in attacco, a essere più spudorata e a partecipare alla partita della seduzione con le regole newyorchesi. Amiche e coinquiline, per esempio, cercano ancora di 'convertirmi' al multidating, a frequentare più persone in contemporanea finché non scatta qualcosa con una in particolare.

Che fatica... Come si fa a essere fuori a cena con un uomo e magari, mentre lui si alza per andare alla toilette, chattare con altri due? Alla fine, comunque, cedo anche a questo. Quello che fatico a digerire, invece, è la maleducazione. Qui il genere maschile abbonda di menefreghismo. Integerrimi uomini d'affari che non si presentano agli appuntamenti, personaggi eccentrici e privi di tatto oppure folli che ti lasciano addosso un pizzico di inquietudine per le loro stranezze: io e le mie amiche vediamo di tutto in questi mesi e, come da tradizione, periodicamente esaminiamo questa improbabile carrellata davanti a un ricco sushi o sorseggiando i nostri drink preferiti in uno dei tanti rooftop, circondate solo dalle luci di Manhattan.

Ne parliamo per ore, purtroppo. Interpretiamo messaggi e silenzi come se fossimo davanti a un oracolo antico. Cerchiamo persino di documentarci, visto che in libreria e online dominano manuali e tomi best seller scritti da sedicenti psicologi, che disquisiscono sul tema con dovizia da scienziati. Guardo spesso il film *La verità è che non gli piaci abbastanza*, che prova a frenare le paranoie dell'universo femminile, ma io non mi convinco e continuo a pensare che ci sia qualcosa di sbagliato in me. Non mi ha richiamato? Non sono abbastanza sexy o brillante.

Su Bumble, per esempio, incrocio un produttore discografico parecchio famoso. Sbircio in rete e vedo che frequenta modelle e attrici, quindi non mi sento all'altezza: l'ansia da prestazione sale e mi agito persino per rispondere ai suoi messaggi. Usciamo una sola volta e poi lui si volatilizza come se niente fosse, senza neanche accennare a una spiegazione.

All'inizio me la prendo, ci rimango male davanti a gesti inspiegabili. Sono salita su questa catapulta umana di App e dating in cui tutti siamo merce e ci dimentichiamo della nostra umanità.

Poi mi rassegno anche alla logica degli appuntamenti 'one shot', che spesso non hanno un seguito. E ne colgo i lati positivi: mi diverto, conosco tantissime persone, allento insicurezze e pesantezze. Spesso questa città ti demolisce l'autostima e scoprire di 'fare colpo', piacere ed essere sensuale è un ottimo balsamo per l'amor proprio.

Gioco, quindi, tra Tinder e passaparola. Sul cellulare scarico anche un altro social utile: OkCupid, dove compilo incuriosita il mio profilo, raccontando dettagli e hobby. Poi il programma propone gli uomini giusti per me, almeno secondo il loro algoritmo. Periodicamente alterno le varie App di dating e ci ritrovo le stesse persone. Ecco, questo particolare mi porta a capire che, forse, c'è qualcosa che non quadra in questo modo di fare, ma non voglio pensarci troppo. Mi butto e basta.

Incontro trader, registi, informatici, fotografi e produttori. Provo a fare la femme fatale o, semplicemente, a buttarmi anche se si tratta di pura attrazione fisica e non porterà mai a nulla di serio. Come mi sono già ripetuta mille volte, voglio recuperare i 30 anni che non ho quasi vissuto, perché ero troppo 'brava ragazza'.

E, alla fine, mi innamoro davvero. Un giorno, proprio sul famigerato OkCupid, mi manda un messaggio un nuovo contatto, Robert. Iniziamo a scriverci, ma io blocco in fretta il tripudio di messaggini perché preferisco sempre vedere in faccia le persone, così gli propongo di uscire.

Mi invita all'Harvard Club, il famoso ed esclusivo club riservato agli ex studenti dell'università. Già questo dettaglio mi impressiona positivamente. E anche quando ci incontriamo, rimango colpita: è indubbiamente un bel ragazzo, più giovane di me (a New York è una costante delle mie conquiste), fa l'architetto e nutre una grande passione per l'arte e la bellezza, tanto che passiamo ore a chiacchierare di palazzi e musei da visitare insieme.

Dopo la prima uscita, ne seguono subito altre. Il rapporto prende il via. Almeno sulla carta. Perché Robert si rivela molto timido, quasi introverso e dopo ben tre appuntamenti, assolutamente riusciti, non c'è stato nemmeno un bacio. Infatti, quando mi preparo per la quarta serata insieme, mi convinco che per noi questa sarà l'ultima chance: «Se non succede qualcosa, cara Elisa, ti conviene mollarlo» prometto a me stessa mentre mi trucco. «Questa insicurezza non promette nulla di buono». Ma appena ci vediamo, lui mi stringe a sé, mi accarezza i capelli e mi regala un bacio sensuale.

Per diverse settimane, la New York romantica che ho sognato per anni diventa realtà. Siamo io e Robert a girovagare dopo il tramonto a Central Park o ad abbracciarci rimirando l'Empire State Building. Da perfetto cicerone, mi svela i segreti dei grattacieli della città e insieme non ci perdiamo le migliori mostre in cartellone.

A incrinare questi momenti perfetti, arriva un dettaglio. O forse sbaglio a considerarlo tale. Robert, infatti, mi racconta di essersi già sposato, ma minimizza subito la questione. Il matrimonio, mi assicura, è un capitolo già archiviato, una pratica risolta con tanto di divorzio veloce.

Ci credo, perché mi sembra sincero e trasparente e preferisco vedere i suoi modi premurosi e galanti e l'attenzione che mette nel prepararmi cene deliziose. Mi piace la dolcezza con cui accoglie il mio racconto della malattia e le piccole sorprese che mi fa. Come la copertina originale del mitico *New Yorker*, uscito il giorno della mia nascita, che mi regala sussurrandomi che sono la sua ragazza newyorchese. Robert sa quanto sia diventato importante il mio compleanno dopo la diagnosi. Da quando ho soffiato le 30 candeline in ospedale, in attesa di riprendermi dall'intervento al colon, mi sono promessa che avrei celebrato ogni ricorrenza al meglio. 'Invecchiare', o meglio, 'diventare grandi' è un privilegio che va festeggiato e di cui bisogna essere grati, perché non è concesso a tutti.

Con quel regalo, così simbolico, Robert fa decisamente breccia nel mio cuore. A differenza degli altri uomini che ho avuto, poi, Robert entra davvero nella mia vita. Ci vediamo ogni giorno e lui si trasforma in un centro di gravità permanente. Quando vivi lontano dai tuoi affetti, ti abitui in fretta a bastarti ma in fondo hai bisogno anche tu di un bacio vero quando torni a casa dopo il lavoro. Io non faccio eccezione: adoro la routine di coppia che costruiamo, il fatto di sentirlo presente, di rilassarmi tra le sue braccia mentre guardiamo un film sul divano. Lo presento anche agli amici perché sento che sta diventando una persona molto importante.

Però, dopo tre mesi insieme, il rapporto inizia a incrinarsi e arrivano i primi campanelli d'allarme. Robert si dimostra parecchio insicuro, diventa evasivo quando discutiamo di noi o di sentimenti, ma preferisco non allarmarmi perché voglio dargli fiducia, ho bisogno di credere in noi. Presto, le avvisaglie negative si moltiplicano: lui diserta gli appuntamenti e cancella all'ultimo minuto un weekend romantico a Montreal, che avevamo organizzato da tempo. Con il passare delle settimane, poi, un fantasma si aggira tra di noi: quello dell'ex moglie. Non ricominciano a frequentarsi, per carità, ma la sento presente, come un discorso rimasto in sospeso.

Capisco che Robert non è pronto a fare sul serio, a rimettersi in gioco perché troppo scottato dal passato. E una sera ne ho la conferma: siamo a casa mia, accoccolati sul divano, e gli racconto che ho intenzione di fare dei controlli ginecologici. Vorrei capire se, dopo la chemioterapia, posso ancora diventare mamma. Non che sia una priorità, un'urgenza del momento, ma desidero capirne di più. Lui si blocca: non pronuncia neppure una parola, si trincera dietro il silenzio, la sua voce si congela. Da quel momento Robert scappa, soprattutto dall'intimità, come se avesse paura di rimanere incastrato in un ingranaggio troppo pesante.

E infine, ecco la goccia che fa traboccare il vaso. Il giorno del mio compleanno, a luglio, si comporta come nulla fosse, anzi sembra ancora più distante del solito. Si presenta al ristorante in ritardo, senza nemmeno un regalo. Ci rimango davvero male, non per la festa in sé ma perché ormai ho la certezza che non vogliamo più le stesse cose e ci stiamo allontanando, senza possibilità di riavvicinarci. Arriva agosto e, come ogni anno, mi organizzo per tornare in Italia e regalarmi un po' di Salento. Stranamente, Robert mi propone di rimanere in America, ma gli rispondo che non ne ho intenzione. Sento l'esigenza di mettere un oceano in mezzo a noi per schiarirmi le idee.

Purtroppo, me le schiarisco fin troppo. E scorgo con chiarezza i segnali che lui mi ha mandato, l'insicurezza cronica, l'incapacità di costruire qualcosa, la paura di innamorarsi. Robert preferisce fuggire. Lo fa anche a settembre, quando torno a New York e ovviamente gli chiedo di vederci.

Lui nicchia, rimanda. Fino a che, una sera, mi presento a sorpresa nel suo appartamento. Ho bisogno di parlargli. Non l'ho calcolato, ma appena lo vedo gli dico che è finita. Lo sapevo già da tempo, ma ora lo ammetto, anche a me stessa. Taglio subito i ponti, sono netta, anche se soffro parecchio perché mi ero illusa che fosse amore. Quello per sempre.

Invece lo faccio uscire dalla mia esistenza, senza ripensamenti. Anche questa è una novità per me, che di solito cerco sempre di mantenere vivo un rapporto, anche solo rimanendo amici. Ma con Robert non ci riesco. Fa troppo male.

CAPITOLO 19
NEW YORK
AUTUNNO 2016 & INVERNO 2017

La fine della storia con Robert ha rotto qualcosa dentro di me e neanche i magici e caldi colori dell'autunno newyorchese riescono a farmi trovare un po' di serenità. Più passano i giorni, più capisco che l'episodio rappresenta uno spartiacque, segna un prima e un dopo, un punto di non ritorno. E, ne prendo coscienza pian piano, non è soltanto questo rapporto perduto a inquietarmi, ma una questione che ho rimosso a lungo e ora sto lentamente affrontando, con tutte le cicatrici non guarite che si porta dietro: la fertilità.

In queste serate che profumano di foglie e portano i primi freddi, mi chiudo spesso in camera da letto e provo a tirare le fila della questione. Devo tornare indietro di molti anni, forse addirittura alla me ragazzina. Sono la maggiore di tre sorelle, eppure non ho mai giocato a fare la mamma con loro. Non amavo neanche fingere con le bambole: il famoso istinto materno doveva essere ben nascosto dentro l'anima, nelle retrovie del cuore. Però, in fondo, sapevo che sarebbe arrivato, così come l'amore: prima o poi avrei trovato l'uomo ideale con cui formare una famiglia. Quel pensiero è rimasto lì per decenni, non ho mai fatto nulla per cullarlo o coltivarlo, ma neanche per cancellarlo.

Poi è arrivato il cancro. Rivedo con una chiarezza il primo incontro con l'oncologo, dopo l'operazione. Tutto è grigio, il quadro clinico, ma anche la mia mente, tramortita dagli eventi.

Il Prof. V. mi chiede se durante l'intervento avevano 'sollevato' le ovaie, ovvero le avevano spostate per preservarle da eventuali danni causati da future terapie. Mi rendo conto di non sapere nemmeno la risposta.

Nessuno aveva affrontato la questione. Nessuno aveva pensato a quell'importante accorgimento. Allora, l'oncologo comincia a snocciolare una serie di numeri e ipotesi per il congelamento degli ovuli: mi spiega la prassi, ipotizza giorni e tempistiche da incastrare prima delle terapie. Il calendario sembra Risiko, o battaglia navale, ma si sta parlando di me, della possibilità di stringere un neonato tra le braccia.

Ma, soprattutto, in questa stanza mi stanno spiegando come salvare la mia vita. Sono quasi inebetita, è la prima volta che incontro un oncologo. Così, senza pensarci, blocco tutte le sue ipotesi e affermo seria: «Dottore, la priorità è curare me, ai figli ci penseremo dopo. Se ci saranno...». E la questione si chiude lì. Di quella giornata, ricordo soltanto che alla sera, tornata a casa, ho telefonato alle mie più care amiche e sono riuscita ad ammettere che in quel momento era davvero troppo pensare anche al futuro da madre. Il cancro mi stava togliendo parecchio e forse si sarebbe preso anche quell'aspetto, eppure non avevo la forza per lottare contro tutto. Così le terapie hanno preso il sopravvento e il file fertilità è stato archiviato in un anfratto ben nascosto.

In queste serate d'autunno, rimirando Manhattan, mi domando se avremmo potuto fare di più, io e i medici che si stavano prendendo cura di me, ma allora c'era sicuramente meno sensibilità intorno al tema.

Poi, mesi dopo, quando ho terminato la chemio, il Prof. V. mi ha annunciato che tutto stava andando così bene che avrei persino potuto pensare alla maternità. Ho sorriso, perché mi è sembrato di tornare alla normalità, e ho ribattuto felice che, allora, mi sarei impegnata a trovare un fidanzato.

Ripensare adesso a quella leggerezza mi fa quasi arrabbiare. Sono partita per l'America e alla me mamma non ci ho più pensato. E mentre intorno spuntavano pancioni e battesimi, soprattutto tra le ex compagne del liceo, io mi concentravo a vincere sfide sempre più grandi. Non le ho mai invidiate quelle pance, non ho pensato una volta che avrei voluto trovarmi al posto di quelle donne.

Poi, negli ultimi tempi, il desiderio di una piccola vita si è fatto largo. Per esempio, quando sto con un uomo me lo immagino in veste di padre e mi chiedo come sarebbe. È una domanda silenziosa, certo, ma ben presente.

Un giorno, la primavera scorsa, sono andata a cena con un ex compagno del Master, venuto in città per affari. Gli stavo raccontando le mie avventure sentimentali, con il solito tono ironico e scanzonato e a un tratto ho ammesso lo sconforto: alla fine, ero sola. Lui mi ha spiazzato consigliandomi di congelare gli ovuli, proprio per non precludermi nulla. Gli sono scoppiata a ridere in faccia e ho cambiato argomento. Ma quel pensiero è rimasto lì. Ogni giorno è diventato più ingombrante, ha rubato spazio agli altri, tanto che ne ho parlato anche con le ragazze della DC Family.

Così, nei mesi successivi a quell'incontro, mi sono informata. Ho cercato di saperne di più e mi si è aperto un mondo sconosciuto, che in realtà qui è la norma: tante aziende propongono la crioconservazione degli ovociti alle dipendenti e le assicurazioni la inseriscono tra le prestazioni offerte nelle loro polizze. Però, esiste un però: i prezzi alle stelle.

Allora, ho deciso che me ne sarei occupata in Italia, durante le vacanze estive.

E tutto questo, l'ho fatto senza dirlo a Robert. Non ne vado orgogliosa, ma la reazione fredda che aveva avuto quella sera sul divano quando ho accennato alla questione mi aveva fatto capire che quello della maternità era un aspetto che dovevo risolvere per me stessa. In fondo, non sapevo ancora come considerare la storia. Lo avevo conosciuto da troppo poco e questa era una questione privata, almeno per il momento.

Dovevo affrontare quel capitolo e darmi delle riposte. Lo dovevo a me stessa. Diventare genitori, poi, è qualcosa di così potente da far vacillare anche le relazioni più solide, figuriamoci quelle che sono proprio appena nate. E l'ho provato sulla mia stessa pelle, confrontandomi con il pesante mutismo, che non ammetteva repliche, in cui si era trincerato Robert quando avevo provato a parlane. Il silenzio può, alle volte, essere più assordante di qualsiasi suono.

Nemmeno adesso, in queste sere di riflessioni esistenziali, mesi dopo, penso che avrei dovuto agire diversamente. Non mi pento di aver fatto tutti controlli a Milano: ho dovuto prendere la pillola anticoncezionale per programmare il ciclo e monitorare poi i livelli di fertilità, mi sono sentita così strana e fuori posto, con uno strano presentimento allo stomaco. Non mi pento di aver nascosto la cosa anche agli amici più cari. Era troppo, tanto, anche per me. Soprattutto quando ho ritirato i referti: livelli di fertilità molto bassi. E ho appena compiuto 38 anni. Ho richiuso la busta in fretta, non ero pronta per incassare il colpo. Lo sto facendo ora, mesi dopo. Infatti realizzo che la fine con Robert mi pesa così tanto proprio perché, inconsciamente, lui era la mia chance, l'ultima possibilità per un lieto fine da mamma.

L'autunno cede il passo all'inverno e io mi trascino. Mi sveglio e scoppio a piangere, vado a dormire con le lacrime che ancora bagnano le guance. Al lavoro è un periodo da dieci e lode, ma anche l'euforia professionale non può nascondere il vuoto dell'anima.

Mi vedo come una fallita: ne ho viste e vissute troppe, di derive sentimentali. Avverto un alone di disperazione intorno, una sorta di maledizione. La carriera è perfetta, all'apparenza sembro una mangiatrice di uomini, eppure l'amore non fa per me. Ormai ne sono convinta e rialzarmi, mettermi tutto alle spalle, mi appare come una corsa con troppi ostacoli.

Così, un giorno, una collega che ormai ha notato parecchie volte i miei occhi lucidi, mi consiglia il suo terapista. Accetto poco convinta tanto che la prima seduta si rivela un disastro: non è per me, non sono tipa da psicanalisi. Sto quasi per rinunciare e annullare il secondo appuntamento, quando mia sorella mi sprona a non mollare, a provare questo percorso. E infatti, nel giro di poche settimane divento anche io come la classica protagonista di un film di Woody Allen, stesa sul lettino a sbuffare per le proprie storie sconclusionate.

Battute a parte, le chiacchierate con lo specialista mi servono molto perché per la prima volta portano a galla insicurezze e problemi non risolti e riesco a capirmi con maggiore chiarezza, soprattutto sul fronte della maternità, che si è trasformata in un'autentica ossessione. Arrivo persino a pensare di congelare comunque i miei ovuli e mettere al mondo un bimbo da sola, senza un compagno al mio fianco, ma purtroppo non trovo l'appoggio di nessuno. Anzi, sia i miei genitori che alcune amiche stroncano l'idea senza remore. Forse è inconcepibile per loro, ma per me, invece, è un'altra ferita. Io voglio che tutte le porte della mia vita rimangano aperte, spalancate, e sapere che qualcosa è precluso mi dilania.

Per fortuna, seduta dopo seduta riesco a mettere a fuoco questa fissazione e capisco che è il vecchio, atavico, retaggio culturale a condizionarmi: in quanto donna devo essere anche madre perché così funziona il mondo da migliaia di anni. Anzi, in me regna un'ambivalenza: a New York posso vedermi single, realizzata e senza figli, non perdo valore; mentre in Italia mi sento 'difettosa', monca.

Anche se al momento sono sola, poi, avverto già il terrore di dover affrontare la questione con un ipotetico partner: come prenderà il fatto che non posso dargli dei bambini? E se proprio questo scoglio dovesse far naufragare il rapporto perfetto?

Rimugino senza sosta su questi interrogativi e le domande aleggiano sulle mie giornate, creando una coltre pesante. E, per la prima volta, scateno tutta la rabbia contro la malattia, maledico il cancro. Finora, avevo sempre pensato che non mi avesse rubato nulla, anzi credevo che mi avesse reso ancora più grintosa.

Per fortuna, il terapista mi aiuta a sfogare la frustrazione: parliamo per ore, in pratica gli vomito addosso la parte peggiore di me e lui mi restituisce una nuova visione, mi insegna a spostare il baricentro e a non pensare a ciò che ho perso, quanto, piuttosto, a quello che ho ottenuto. A quello che ero dieci anni fa e a quello che sono diventata.

Non saprò mai se, senza cancro, io sarei potuta diventare mamma. Ma in questi anni, da quando la malattia ha stravolto tutti i miei piani, ho imparato che nella vita non si può scegliere e programmare tutto. Ci sono cose che sfuggono al nostro controllo, come una malattia o, più semplicemente, l'incontro con il vero amore. Accanirsi con il destino è un inutile spreco di energia che impedisce di vedere e concentrarsi su tutto quello che di bello abbiamo. Già, non è sempre facile riportare l'attenzione sulla bellezza. È una scelta che spesso richiede uno sforzo quotidiano, specie nei momenti cupi, ma riuscirci mi regala serenità.

CAPITOLO 20
NEW YORK
2017

La legge del contrappasso sta scandendo implacabile la mia esistenza. Seduta sul lettino dello psicanalista, mi macero pensando agli amori falliti e tento di fare pace con l'istinto materno e con l'orologio biologico, che mi chiedono qualcosa che al momento non posso dare.

Ma almeno al lavoro faccio faville. E non lo dico io, quanto i numerosi attestati di stima che ricevo e i successi che incasso. La società di Antoine si sta ingrandendo, tanto che assumiamo nuovo personale qui in America e il mio ruolo acquista via via maggiore rilevanza. Lui fa sempre la spola con l'Europa e io non sto più ad aspettare il suo ritorno: gestisco personalmente i rapporti con i clienti, anche con quelli di alto livello, e ne acquisisco di nuovi. Mi vedo sicura, indipendente, rilassata in un ambiente che ormai mi sta a pennello, come un abito cucito su misura.

La prova della mia crescita arriva a Washington, dove ogni anno si tiene l'Antitrust Spring Meeting, la conferenza più prestigiosa del settore con i massimi esperti che arrivano da ogni parte del mondo. Ricordo che le prime volte mi aggiravo smarrita tra le sale e sudavo per concludere ciò che mi ero prefissata. Stavolta conosco tutti, è un trionfo di sorrisi e strette di mano e l'agenda è una carrellata di obiettivi centrati e contratti firmati.

Quando Antoine tornerà a New York ci sarà da festeggiare, penso lasciando l'albergo al termine della convention. Infatti, pochi giorni dopo lui è in città e mi invita al ristorante per uno dei nostri soliti, proficui e lunghi pranzi di lavoro. Arriva, mi saluta frettoloso e ordina del vino.

Il cameriere apre la bottiglia davanti a noi e io sorrido, pronta a brindare e a godermi una meritata dose di complimenti. Invece, lui trangugia il vino in un sorso, come una medicina molto amara da bere per obbligo, senza neanche guardarmi negli occhi. Poi accenna al convegno, ma solo per riportare qualche commento fatto da altri e piccoli pettegolezzi. Nulla, neanche un accenno alla mia fatica.

Rimango zitta perché il suo comportamento mi spiazza, è inaspettato. Antoine ha un carattere particolare, con il tempo ho imparato a conoscerlo e a non badare troppo ai suoi difetti, ma ora si tratta di una mancanza forte, come se volesse cancellare il mio valore. Eppure non riesco a lamentarmi.

Il pranzo si conclude velocemente e mi lascia l'amaro in bocca per giorni. Mi riprendo solo quando torniamo a parlare della mia green card, la famosa carta verde, tecnicamente la carta di residenza permanente, l'autorizzazione che consente a uno straniero di rimanere negli Stati Uniti per un periodo di tempo illimitato e a prescindere da un impiego. È il premio che lui mi ha promesso quando gli affari qui in America hanno preso un'ottima piega.

Stiamo preparando tutti i documenti per inoltrare la richiesta. La mole di carta è enorme, smisurata, con attestati da tradurre, richieste e lungaggini burocratiche. Sono seguita da un avvocato, che ormai vedo più degli amici o della mia famiglia, e ogni passaggio mi costa un patrimonio. Ecco, queste sono spese che dovrebbe sostenere Antoine, visto che è il mio datore di lavoro, invece me ne occupo io. Eppure non ho il minimo dubbio, anzi procedo spedita come una maratoneta che è arrivata all'ultimo miglio.

Perché al mio sogno manca solo questo ultimo, importantissimo dettaglio. Dopo, sarò davvero, e per sempre, una 'real american girl', una vera ragazza americana.

Questo obiettivo mi annebbia un po' la ragione, lo spirito critico. E forse non mi accorgo che il rapporto con Antoine sta diventando ancora più teso. Non ci troviamo in sintonia, litighiamo anche davanti ai colleghi e lui non perde occasione per rimproverarmi o, peggio ancora, per sminuirmi o addossarmi colpe che non ho. Incasso, perché in gioco c'è il futuro a New York, eppure mi sento stremata. Anche il corpo mi lancia segnali inequivocabili e, per esempio, cade spesso sotto i colpi della febbre quando Antoine torna a Parigi dopo qualche settimana trascorsa qui. Ma non colgo questi campanelli d'allarme, o fingo di non notarli perché vorrebbe dire essere onesta con me stessa e ammettere che le cose si stanno complicando. Troppo.

Quando torno in Italia, in estate, le occhiaie e il viso scavato parlano per me e mio padre tenta più volte di farmi ragionare: «Elisa, questa persona ti sta sfruttando e alla fine non ti darà quello che cerchi. Ti meriti molto di più e vederti così turbata mi fa male».

Nel mio cuore, so che lui ha ragione e che dovrei dire addio a questo lavoro. O, almeno, dovrei difendermi, prepararmi una corazza per lottare. Mi confido con Nela e José, a cui racconto tutto senza filtri. Si immedesimano nei miei dubbi perché, in fondo, siamo tutti e tre stranieri in una terra straniera, forse la più ambita al mondo, e una parte dei nostri destini assomiglia a fili tirati da altri. Diamo il meglio come professionisti, ogni giorno, ma potrebbe non essere sufficiente.

A settembre sono di nuovo a New York e mi riprometto di iniziare con il piede giusto, di essere più zen e trovare il binario sicuro su cui far scorrere la quotidianità con Antoine. Ma come posso essere paziente se i clienti stessi mi riconoscono i meriti più grandi? Non riesco a stare zitta, ad annuire quando ormai, per tanti aspetti, ho superato il mio capo. Prima potevo essere domata, ora non è più così. E dopo un paio di settimane di tregua, la battaglia scoppia di nuovo. Stavolta assomiglia alla guerra fredda, con colpi sottili e con un logorio di frecciatine che stento a incassare.

A un certo punto, stremata, propongo ad Antoine di lanciarci in un progetto di cui parlavamo da tempo: aprire il mercato sudamericano. Sarei io a occuparmene, proprio per togliermi dalla sua orbita e ricominciare a respirare. La sua risposta è lapidaria. «Sono sincero Elisa: ormai sei diventata molto brava. Troppo. Ma in questa società non c'è posto per due capi».

Così, per un breve periodo viviamo come due separati in casa, di quelli che proprio non si tollerano più.

Lui chiude la porta anche all'ultima proposta che gli faccio, ovvero di diventare sua socia. Ma in effetti non avevo riposto molte speranze in questa ipotesi: il problema sono proprio io, la mia presenza troppo ingombrante. Entrambi abbiamo un carattere forte, siamo ostinati e tenaci, quindi non cediamo il nostro scettro del potere e non possiamo lavorare insieme. Ormai è un dato di fatto.

Davanti a lui, o ad altre persone, indosso la maschera della professionalità e continuo a comportarmi come se nulla fosse, o quasi. Ma dentro sono allo stremo: incassare le sue piccole cattiverie quotidiane prosciuga le mie energie.

La rabbia monta ogni giorno di più perché in questa società ho messo tutta me stessa, ho sacrificato tempo, vacanze, sentimenti. Ricordo ancora quando, durante una delle nostre trasferte europee a Praga, io e Antoine discutevamo di ambizioni e io gli avevo citato una frase che mi aveva colpita: «Esistono due tipi di persone: quelle che lavorano per i propri sogni e quelle che lavorano per realizzare i sogni altrui». Lui mi aveva risposto che c'è anche una terza categoria: quella degli individui che lavorano e condividono un sogno, alludendo alla nostra collaborazione. All'epoca mi ero emozionata, ci credevo. E ora perdere tutto mi fa un po' morire.

A novembre decido di dire addio ad Antoine, faccio le valigie. L'avvocato conferma che la nostra separazione non preclude la carta verde, perché sono già passati molti mesi dall'avvio della pratica e dovremmo ormai essere in fase di approvazione. Così, cerchiamo di comportarci in modo professionale: io formo le persone che mi sostituiranno e faccio in modo di lasciare tutto in ordine.

Ogni tanto guardo i ragazzi che prenderanno il mio posto e provo quasi invidia per loro, per la strada spianata su cui cammineranno, per la fatica che non dovranno fare, ma tanto so che il tempo qui è finito. Rimanere vorrebbe dire fermarmi, non migliorare più.

L'anno finisce. E anche questa avventura.

CAPITOLO 21
NEW YORK
2018

Il primo giorno del 2018 mi faccio una promessa: sarà un anno speciale e farò tutto quello che è in mio potere per renderlo così, unico e vibrante. A darmi questa spinta è un anniversario: a luglio saranno passati dieci anni esatti dall'operazione al colon che ha sconvolto la me nemmeno trentenne. 3.650 giorni da quell'istante in cui ho sentito la parola cancro o dall'attimo in cui ho varcato la soglia della stanza per la chemioterapia. Dieci anni in cui ho visto la morte in faccia, perché è stato proprio così, ma poi ho gridato e cacciato via quella visione con tutta la forza di cui ero capace.

E ho vinto. Si parla spesso di battaglia quando c'è di mezzo un tumore e non so ancora se questa visione mi convinca a pieno. Non so se mi sento una guerriera, di sicuro non mi sono mai fermata, ho sempre spinto sull'acceleratore della vita per guarire e poi riprendermi il tempo perso. Così quest'estate voglio organizzare una festa davvero memorabile per celebrare l'anniversario che coincide anche con il mio quarantesimo compleanno. Me la merito.

Ma prima mi aspettano diverse grane da risolvere perché, ormai l'ho capito, le situazioni semplici non fanno per me. La questione più spinosa riguarda il lavoro. Devo cercarne uno nuovo, dopo l'addio alla società di Antoine, e fatico non poco a trovare qualcosa di altrettanto stimolante. Ma non voglio piangermi addosso. Non posso usare queste parole, proprio quest'anno. In fondo, la malattia mi ha insegnato che si aprono nuove strade, si fanno piccole o grandi deviazioni ma se si vuole si riesce sempre a trovare la direzione giusta.

Così, mi convinco che saranno mesi importanti, magari l'inizio di nuovi progetti.

Continuo le sedute con il terapista e, per esempio, riesco piano piano ad alleggerire le mie ossessioni sul compagno perfetto e sulla maternità e torno a godermi l'inebriante libertà della vita da single qui a New York. Gli amici rimangono sempre le colonne a cui appoggiarmi e ora ne approfitto un po'. Anche perché, appunto, le sfide continuano.

La prima rimane ottenere un nuovo impiego. Con Antoine ero cresciuta molto professionalmente e non voglio accontentarmi. Sarei quasi tentata di prendermi qualche mese sabbatico per schiarirmi le idee perché ho capito che, in fondo, adoro progettare, ideare, decidere... Non potrei più limitarmi a eseguire, a essere l'eterna seconda. Insomma, mi piacerebbe respirare e fermarmi per studiare qualcosa di nuovo, ma la quotidianità chiama: l'affitto del mio meraviglioso appartamento, la vita nella Grande Mela, tutte cose che costano. E parecchio anche...

Così, un giorno il destino mi porta dove non mi sarei mai aspettata di arrivare, in una scuola. Già, conosco una scuola di italiano per stranieri nel Greenwich Village. La direttrice, Beatrice, è un concentrato di energia, dolcezza e ottimismo e mi propone di entrare nel suo staff per qualche mese visto che ha bisogno di una risorsa in più. L'istinto mi dice di provarci, di accettare e quando vado a dare un'occhiata alla sede, vengo travolta da una ventata di buonumore. Gli iscritti sono tutti professionisti dalle età più disparate, coreografi, cuochi, cantanti d'opera, architetti e altro ancora, che hanno bisogno di imparare la mia lingua per lavoro o desiderano farlo per passione.

Io, che arrivo da anni in mezzo agli squali del settore legale, mi sento come Alice nel Paese delle meraviglie e mi stupisco a riscoprire battute ironiche, chiacchiere e momenti leggeri. Quindi, spinta dall'euforia, accetto questo incarico. Non manca chi, come i miei genitori o alcuni amici, storce il naso davanti alla novità. Da manager a insegnante, chi me l'ha fatto fare? E, senza dubbio, per gli altri si tratta di un passo indietro, di una retrocessione. Io non la vedo affatto così. Per me rappresenta una fase di leggerezza di cui ho bisogno, dopo mesi duri con Antoine.

Adoro insegnare, scopro di esserne portata e, soprattutto, vado matta per i miei studenti perché con loro torno a concentrarmi sui rapporti interpersonali. Prima, nel lavoro ero sempre focalizzata sul business, il successo, i numeri. Ora posso concedermi il lusso di conoscere le persone e trovare il segreto per essere in sintonia con loro. Anzi, riesco a trasmettere loro qualcosa proprio se apro un canale di comunicazione diverso per ognuno. Vado a scuola davvero felice e ogni sera esco dall'aula ripagata da tanto affetto sincero.

E nel decennale dalla scoperta del cancro, interpreto questo lavoro come un segnale, perché mi fa ripensare ancora a un'altra verità che avevo scoperto durante la malattia: i cambiamenti non sono sempre negativi, anzi. Possono spaventare, certo, ma aprono anche nuovi orizzonti. Non è mai troppo tardi per reinventarti e ripartire.

È la mia nuova, personale, filosofia del 'fallimento': avrei potuto vedere la fine dell'impegno con Antoine come una sconfitta, una porta che si chiudeva sulla mia intera vita qui in America. Invece, ho preferito darmi un pizzico di tempo e trovare un'altra chance.

Insomma, anche stavolta ho scoperto una nuova Elisa, che mi piace parecchio: una donna che sa anche insegnare, più paziente, aperta e tollerante. Sono uscita ancora dai binari e la deviazione mi inebria non poco.

Questo 2018 procede in modo inaspettato, finora, ma sono orgogliosa della leggerezza con cui lo vivo. Anche perché leggerezza non vuol dire superficialità. Infatti, non dimentico i miei obiettivi e la mia carriera, ormai solida, nel settore antitrust. Ne discuto con Sarah, la mia mentore in America, che mi suggerisce di contattare James Adams, fondatore di una media company di diritto antitrust, nonché mio professore del Master a Chicago. Gli scrivo subito: ci corteggiamo per qualche tempo e, alla fine, accetto un incarico part-time che si incastra alla perfezione con il lavoro a scuola e il mio periodo "semi-sabbatico" dal diritto antitrust. Devo assistere il team per portare a termine alcuni progetti di revisione testi. Nulla di complicato o troppo impegnativo. Ma in qualche modo mi preparo a risalire sulla 'giostra'.

CAPITOLO 22
NEW YORK
2018

L'avevo detto che questo sarebbe stato un anno da ricordare.

Ho finito il 2017 a piedi, troncando con Antoine. E ora ho ben due lavori. L'incarico a scuola procede con grande entusiasmo e adesso sono tornata in gara anche nel mio amato settore.

Con la nuova società il feeling è scattato immediato. Il suo fondatore James è il classico economista geniale, accademico, molto professionale, sempre indaffarato, di poche parole ma di grandi fatti. L'avevo conosciuto a Chicago, durante il Master, e quando l'ho contattato abbiamo iniziato a scriverci diverse mail. Lui ha sondato preparazione e disponibilità perché, gestendo altre aziende, cerca una persona che conosca alla perfezione il mercato e possa operare in autonomia.

Quando mi propone di vederci a Boston, dove ha l'ufficio, non mi lascio scappare l'occasione: un colloquio direttamente con lui ha del miracoloso. Così, senza che me l'abbia chiesto, preparo un business plan inattaccabile per il futuro della società e glielo propongo come mio personale biglietto da visita. Mentre lo redigo, l'istinto mi regala una scarica di adrenalina: sento che anche questa è la strada giusta. E infatti, il colloquio è un successo, tanto che James mi manda una proposta via mail mentre sono ancora sul treno che da Boston mi riporta a New York.

Ora, in questa primavera particolarmente calda, le mie giornate sono divise a metà. E mi appaiono come le due parti della famosa mela che si incastrano meglio che mai e mi permettono di far emergere tutte le mie qualità, dalla precisione all'empatia, dal rigore alla creatività, dalla voglia di stare insieme al piacere di agire in solitaria, da battitrice libera.

Conosco meglio anche i colleghi e i superiori. All'inizio devo 'prendere le misure' perché tutto il personale lavora lì da diversi anni e io, in pratica, sono l'ultima arrivata, per di più donna e spesso più giovane di loro, quindi il diktat è uno solo: conquistare il loro rispetto riunione dopo riunione, scadenza dopo scadenza, con calma zen e quella giusta dose di sicurezza che ho acquistato negli anni con Antoine.

Presto, arriva anche una splendida occasione per dimostrare il mio valore. A Nuova Delhi si svolge l'incontro annuale dell'ICN (International Competition Network) e James mi chiede di partecipare e rappresentare la società. In passato non avrei titubato nemmeno un istante: mi sarei fiondata in India per giocare questa partita con tutti i crismi, per vedere e imparare qualcosa di nuovo. Ma stavolta il sesto senso mi frena e mi prendo addirittura qualche giorno per riflettere, perché sento che c'è qualcosa che non va. Forse, mi ripeto, lo strappo con Antoine è ancora troppo fresco e il rischio di incontrarlo è alto.

Allora, chiamo l'avvocato che sta seguendo la pratica per la carta verde e gli chiedo un consiglio. Lui mi tranquillizza: non c'è nulla di cui preoccuparsi, l'iter sta procedendo come da prassi e non devo avere timori. Mi saluta dicendo che ci aggiorneremo presto e la sua voce ottimista mi rincuora. Ma non è sufficiente, l'ansia sale ancora, a ondate. Non ne ho mai sofferto, soprattutto per questioni professionali, dove ho sempre fatto parlare la preparazione.

Preparo valigia e documenti per l'India, però decido di valutare all'ultimo, tanto che anche la sera prima della partenza cerco conforto telefonando agli amici più cari.

Alla fine, mi butto: corro all'aeroporto e salgo sul volo per Nuova Delhi. Arrivo nella metropoli indiana con il buio della notte e ho giusto la forza per salire sul taxi e raggiungere il Leela Palace, l'albergo dove crollo a letto. L'ansia sembra essersi placata o magari è solo la stanchezza che mi fa addormentare in pochi secondi.

Il mattino successivo, rintontita per il fuso orario, scendo a fare colazione. È l'alba e nella sala scorgo solo tre persone. Mi sembrano volti già visti, tutti del settore. Purtroppo, uno di loro è fin troppo conosciuto: è Antoine. Si gira verso di me e mi squadra con gli occhi atterriti. Non ci vediamo da quando mi sono dimessa dalla società, lo scorso novembre.

Mi accomodo al tavolo e devo coprirmi il volto con le mani. Il respiro si è bloccato in gola e ora provo a ritrovare il ritmo giusto. Espiro lentamente e osservo anche le dita, che prima tremavano e ora sembrano più stabili. Rimango seduta dando le spalle al resto della sala, cerco quasi di nascondermi. Ordino la colazione senza prestare attenzione alle parole del cameriere e provo a mangiare.

Io e Antoine sbocconcelliamo quello che abbiamo nel piatto, a testa bassa e in totale silenzio. Certo, fa un effetto strano rivedersi dall'altra parte del mondo e salutarsi come se quasi non ci conoscessimo. Noi, che insieme avevamo "conquistato l'America", ora a malapena ci parliamo.

Ma spesso va così: anche le relazioni più belle non durano in eterno. Il fatto che ci siamo ignorati mi fa credere che il passato sia ormai archiviato e per entrambi fosse veramente arrivato il momento di voltare pagina, senza grandi drammi. Boccone dopo boccone, sorseggiando uno squisito *masala chai*, il famoso tè locale, riacquisto un po' di calma.

Ma durante la giornata, Antoine chiede più volte informazioni su di me ad altri colleghi. Non si dà pace, vuole sapere come mai sono qui. Forse pensava che la mia carriera nel mondo antitrust sarebbe dovuta finire con lui e vedermi a Nuova Delhi in un'altra veste deve averlo stupito parecchio.

Mi rassereno e mi butto a capofitto nella conferenza. Me lo ripeto, è stato meglio così: ho visto il mio vecchio capo e non ci sono stati strascichi particolari. Posso chiudere questo capitolo della mia esistenza e vivere a pieno quanto di nuovo e positivo sto costruendo. Alla fine della trasferta indiana, sono orgogliosa perché è stata il mio banco di prova e James si dichiara molto soddisfatto. Insomma, il mio anno speciale sta proseguendo alla grande.

Il ritorno a New York, però, cambia lo scenario. Telefono all'avvocato per raccontargli del mio incontro e, per la prima volta da quando lo conosco, mi risponde immediatamente, senza neanche il passaggio della segretaria. «Elisa, ti stavo per chiamare io. Non ti porto buone notizie, purtroppo». Sono in strada, verso la scuola, e cerco subito una panchina dove sedermi. Ascolto le sue parole e subito mi manca l'aria. Cerco di conservare un po' di lucidità per capire al meglio ed è un'impresa. Mi spiega che Antoine ha ritirato la domanda per la mia green card, senza troppi commenti. Provo a replicare e gli ricordo quello che mi aveva detto durante la nostra ultima conversazione al telefono: mi aveva rassicurato e confermato che nulla avrebbe potuto ostacolare la pratica. Glielo avevo chiesto ben tre volte.

Crolla tutto: la vita che mi sono costruita, il sogno inseguito da sempre. Non ci saranno più.

L'avvocato precisa con tono stringato che questa possibilità è sfumata per sempre e quindi ho 30 giorni di tempo per lasciare gli Stati Uniti.

L'anno in cui volevo festeggiare la mia vittoria, sul cancro e non solo, diventa l'anno della sconfitta. Il legale aggiunge che gli dispiace, ma non riesco ad ascoltarlo, tronco la conversazione. Mi accorgo che sto stringendo forte il cellulare, mi gira la testa. Alzo lo sguardo e la luce azzurra del cielo mi illumina gli occhi. Sembra una giornata perfetta, quelle mattine di maggio in cui la città è così bella da commuovere anche le Miss razionalità come me. Ma io forse non la vedrò mai più.

Ci metto qualche giorno a recuperare energia e calma. Prima mi arrabbio, piango e strepito. Me la prendo soprattutto con me stessa: all'inizio per essere andata a Nuova Delhi, poi capisco che quell'incontro è stato solo una scusa per Antoine, che avrebbe comunque trovato il modo per mettermi i bastoni tra le ruote. Il nostro rapporto era ormai viziato, non avrebbe potuto portare nulla di buono e io avrei dovuto comprenderlo prima.

Ma non voglio darmi per vinta. Questo rimane il mio sogno e non sarà qualcun altro a distruggerlo. Mi confronto con tutti gli amici che conoscono bene il mondo dell'immigrazione e inizio a cercare un altro avvocato che studi il caso e capisca se ci sono possibilità di far ripartire la pratica.

Il mio piano d'azione prevede un elenco di professionisti, già testati, da consultare. Così, vivo attaccata allo smartphone: ogni momento libero dal lavoro, lo trascorro telefonando a questi avvocati e spiegando loro la mia storia. L'angoscia sale a ogni chiamata perché parecchi mi liquidano in fretta, ribadendo che non c'è niente da fare.

Non solo: secondo alcuni questo lascerà per sempre una macchia nel mio 'curriculum immigratorio'. Una mattina apro gli occhi già stanca perché realizzo che nella lunga lista è rimasto soltanto un nome. L'ultima possibilità. Digito i numeri con estrema calma, incrociando le dita dell'altra mano. Non sono mai stata superstiziosa, ma questa volta mi aggrappo a tutto. L'avvocato ascolta con attenzione e non lascia trapelare il minimo ottimismo. Anche lui. Poi, dopo 48 ore, mi richiama e mi invita nel suo ufficio per fare una valutazione più attenta del caso. Si tratta di un importante studio legale newyorchese: in questi giorni ne ho visti davvero parecchi e ho assistito con i miei occhi a scene quasi surreali, con persone che arrivano da tutto il mondo, frementi e quasi rimpicciolite sulla sedia in attesa di sapere del loro futuro. Hanno stampate negli occhi la stessa speranza e disperazione. Speranza di chi vuole aggrapparsi a ogni cosa pur di rimanere negli Stati Uniti. Disperazione di chi teme di perdere tutto da un momento all'altro: casa, lavoro, affetti. Insomma, la vita.

Vado all'appuntamento, quello con la a maiuscola, il più importante di tutti, con un'inedita voglia di speranza. Cammino verso l'ufficio nel Financial District con la calma, la curiosità e lo stupore dei turisti, come se vedessi ogni via e ogni angolo per la prima volta e, invece, potrebbe essere una delle ultime.

Entro e l'avvocato mi fa una buona impressione: stretta di mano accogliente ed energica e molto entusiasmo nelle parole. Mi presenta il suo team e va subito dritto al punto: possiamo fare appello e contestare la decisione imputando la cosiddetta 'malpractice', ovvero la negligenza.

In pratica, il legale che ha seguito la mia pratica per la carta verde ha commesso alcuni errori, non mi ha assistita come avrebbe dovuto e mi ha dato informazioni errate, forse proprio per far cadere la mia procedura e accontentare così le richieste del suo 'vero' cliente, Antoine. Ascolto con spirito critico. Quello che dice mi convince: ha ragione, come ho fatto a non pensarci prima? Quasi non ci posso credere. Vorrei abbracciarlo, urlare, ballare, insomma dare libero sfogo a tutta la gioia e anche alle emozioni negative che in questi giorni ho rinchiuso dentro di me. Mi accontento di ringraziarlo senza sosta, anche se lui specifica che non può sbilanciarsi: non sa se avremo successo. Ma già il fatto di rivedere una speranza mi rinvigorisce. Voglio essere fiduciosa. In fondo, sono arrivata qui contro tutti e contro tutto, cancro compreso, non sarà certo la burocrazia a rimandarmi in Italia.

Con l'avvocato, stabiliamo i passi da fare. E affrontiamo anche il discorso economico. Già, questo appello mi costerà parecchio. Infatti, durante il weekend mi metto a fare i conti. Negli anni trascorsi qui, non ho fatto troppa attenzione alle finanze. Sono stata oculata, ma senza ansie, e mi sono sempre concessa tanti piccoli lussi, dal mio meraviglioso appartamento agli abiti giusti fino alle serate con gli amici. Ora dovrò ridimensionarmi un po'. Le spese legali incideranno parecchio sul mio budget, che si è rimpicciolito perché posso contare su due impieghi ma sono entrambi part time e da James sto comunque muovendo i primi passi.

Quaderno e calcolatrice alla mano, mi sento un po' come le nonne che facevano economia domestica. Il primo passo sarà proprio risparmiare sull'affitto e spostarmi in periferia, dalla costosissima Manhattan a Brooklyn. Potrebbe essere una soluzione temporanea. Questo appello, infatti, mi permette di rimanere negli USA finché l'ufficio immigrazione non prende una decisione sul caso. Niente più rientro forzato in 30 giorni. Con la carta verde in tasca, tutto tornerà a posto e ne sarà valsa la pena.

Voglio provare a sorridere: si tratta solo di un incidente di percorso e, superato questo stop, tornerò la solita Elisa di sempre. Nella Grande Mela, ovviamente.

CAPITOLO 23
NEW YORK
2018

Guardo il calendario. Siamo già a maggio inoltrato. Di solito adoro l'arrivo dell'estate: la mia stagione preferita, quella del compleanno, delle vacanze, del sole che dora la pelle e dell'energia che ti vibra nell'anima. Invece, da qualche giorno il destino gioca contro di me. Pensavo avessimo già disputato parecchie partite, ai tempi del cancro, e invece ora è tornato, più avverso che mai.

Lascio il mio amato appartamento, quello in cui sono diventata una vera newyorchese, e mi rifugio in albergo perché la ricerca di una nuova abitazione si sta rivelando parecchio complicata. Avevo dimenticato che in estate New York è piena come non mai. Per fortuna, poi recupero una sistemazione provvisoria, una piccola stanza in un appartamento altrettanto piccolo. Ma è comodo come zona e il prezzo è buono, visto che è in condivisione con un ragazzo. Così, mi trovo a chiudere 10 anni in una scatola.

In tantissime scatole. Infatti, porto tutto quello che possiedo in uno storage, in uno di quei magazzini in affitto che qui pullulano ovunque. Impacchetto abiti, oggetti, libri, ricordi ed emozioni. Cerco di farlo con cura e di ripetermi che riaprirò presto la mia vita, ma quando arrivo in quella stanza buia e fredda non posso trattenere le lacrime.

I problemi, poi, non finiscono qui. Da quando ho messo piede in America, sono sempre stata saggia quando si è trattato di scegliere coinquilini o simili. Ho sempre ponderato e studiato ogni decisione con una precisione quasi matematica, però in questo periodo la paura per quello che accadrà prende il sopravvento. E se sei disperata, non compi mai buone scelte.

Infatti, dopo poche settimane devo di nuovo preparare i bagagli. Li faccio di corsa perché scopro che il mio coinquilino ha una passione troppo smodata per alcol e droghe. Più volte, tornando tardi a casa dopo il lavoro, lo trovo ubriaco o sconvolto. E di notte non riesco neppure a dormire per la paura che possa fare qualcosa, anche solo entrare all'improvviso in camera mia, come aveva fatto i primi giorni insieme. Non perdo neanche tempo a capire o a farlo ragionare dopo l'ennesima notte insonne per colpa della musica a palla che proviene dal soggiorno. Richiudo il trolley e scappo via, alla ricerca di un altro appartamento.

Sono giornate che mi mettono a dura prova. Vago su e giù per la città con la mia valigia, ho addosso sempre gli stessi quattro vestiti e faccio tappa fissa al magazzino dove ho tutto. Devo affittare un altro cubicolo, in un piano diverso, perché lo spazio del primo è esaurito. Questi due ripostigli moderni sulla 43esima strada mi costano quanto l'affitto di un appartamento, o forse anche di più, e hanno lo stesso effetto di tante coltellate al cuore. Già, questi tristi pellegrinaggi davanti alle scatole mi mettono sempre di cattivo umore.

Per carità, negli Stati Uniti gli storage sono molto diffusi. Le case sono piccole ed è la norma stipare tutto qui dentro. La gente, poi, trasloca spesso e tra una tappa e l'altra si appoggia a queste soluzioni. Ma spesso, quando vengo qui, mi incrocio con giovani coppie che sprizzano amore, tutte eccitate perché si stanno trasferendo nel loro primo nido insieme. Li sento ridere dall'altra parte del corridoio mentre cercano faticosamente di far entrare un materasso in quello spazio già pieno di tutto. Invece, io mi affanno solo per trovare dei vestiti puliti e trattenere urla di rabbia. La mia intera esistenza è cristallizzata, appesa a un filo sottilissimo, che potrebbe spezzarsi al primo soffio di vento.

A scuola, da ragazzina, avevo studiato le tre Parche, le divinità della mitologia greca che, con i loro fili, tessevano e strappavano il destino degli uomini.

Ecco, in questo momento anche io ho le mie Parche: i legali dell'ufficio immigrazione americano.

Che beffa: 10 anni fa ho già dovuto virare il mio sogno, lottare e pazientare, per colpa della malattia. Ora rischio di dover ricominciare da capo, e di nuovo, per qualcosa che non dipende da me. Ne avrò la forza?

CAPITOLO 24
NEW YORK
2018

Le mie giornate hanno cambiato colori e suoni. Sono passata dalle luci sfavillanti e dal caos di Manhattan ai mattoni e alla quiete di Brooklyn. Ho trovato un nuovo appartamento, forse il peggiore finora nella Grande Mela, ma non ho avuto la forza di cercare di meglio. In fondo, questa sistemazione è la fotografia perfetta del periodo: precaria e desolante. E purtroppo non posso farci molto.

Gli unici raggi di luce arrivano dal fronte professionale. Adoro andare dai miei studenti a scuola: vedere che imparano l'italiano mi riempie d'orgoglio e il rapporto con loro mi tiene viva, perché mi ricorda che più di tutto ci vogliono parole, risate, sguardi complici e comprensione. Anche da James riesco a sorridere: fatico parecchio per affermarmi e spingere sul pedale dell'acceleratore, ma quando i risultati arrivano la soddisfazione non ha limiti. Capisco che la scommessa di puntare su questo progetto si sta rivelando vincente. Sto diventando parecchio brava nel mio lavoro e noto che anche qui posso fare la differenza.

Per il resto, vado avanti solo per inerzia. O forse per disperazione: è più quest'ultima a spingermi ogni volta nello studio legale per sapere se ci sono novità o per assillarli a verificare la solita monumentale sfilza di documenti.

Il tragitto casa-scuola-avvocato è ormai l'unico che compio. Non ho più voglia ed energie per uscire, incontrare gli amici per una cena o un film al cinema. Nela, che condivide con me il sogno americano, capisce il mio stato d'animo e mi conforta con telefonate e messaggi di una dolcezza inedita, che mi regalano un pizzico di forza per continuare a lottare e sperare.

E, alla fine di maggio, mi viene a trovare a New York. «Hai bisogno di vedere un volto solidale e di uscire un po'. Ti farà bene» mi sussurra il giorno prima di arrivare. Così, il sabato sera andiamo a cena da alcuni amici in comune, Giorgos e Shawla. Arriviamo e veniamo accolti da voci, brindisi e risate. C'è un bel clima e tante persone. Una mi colpisce immediatamente: il primo ragazzo che vedo aprendo la porta e che mi scruta con gli occhi grandi, color nocciola, e uno sguardo profondo e gentile. Il suo viso dai tratti indiani mi piace, ma non è il mio tipo, e poi in questo periodo non avrei la forza per storie o simili, ma trascorriamo la serata chiacchierando fitto, come se ci conoscessimo da sempre.

Si chiama Jai, lavora nel settore high-tech per una start up che si occupa di ristorazione e scopro di avere molto in comune con lui, che ha vissuto in giro per il mondo, è ambizioso e curioso, passionale e schietto. Ci raccontiamo le nostre esperienze da expat e ci troviamo spesso una a finire le frasi dell'altro.

A stupirmi, poi, sono i suoi modi pacati e all'antica, così lontani da quelli dei ragazzi che avevo frequentato ultimamente. Infatti, il giorno successivo è Nela a ricevere un messaggio da parte di Giorgos, che si improvvisa portavoce di Jai e chiede il permesso per avere il mio numero.

Nela mi legge l'SMS mentre passeggiamo lungo l'affollatissima Quinta Strada. Cerchiamo di ritagliarci un po' di spazio sul marciapiede e le chiedo di vedere il testo. Non credo a quello che leggo: un uomo così galante, che non mi 'stalkerizza' sui social, mi sembra un miracolo.

Questa gentilezza mi fa sorridere e l'apprezzo molto, ma in un momento del genere l'idea di uscire con uno sconosciuto mi atterrisce e preferirei fermare qualsiasi iniziativa, se non fosse per Nela che mi convince:

«Devi riprendere a vivere Elisa. Guardati: non mangi, non sorridi, piangi e lavori. Concediti una serata normale, un drink e due chiacchiere non hanno mai ucciso nessuno».

Così, dopo un paio di settimane io e Jai ci vediamo al City Winery, sull'Hudson River. Mentre mi preparo, rifletto veloce su un dettaglio: è il mio primo appuntamento newyorchese in 'real life', cioè con una persona che ho conosciuto dal vivo, in questo caso da amici, e non attraverso la schermata di un sito o di una App.

Anche stavolta chiacchieriamo con grande sintonia, discutiamo delle nostre professioni e dei Paesi che ci piacerebbe visitare e poi, all'improvviso, Jai mi bacia. È un bacio tenero, puro. Sono quasi impreparata: non me lo sarei mai aspettata e non ne avevo la minima intenzione. Non sono attratta da lui, ma la dolcezza del gesto mi colpisce moltissimo. Poi usciamo dal locale e lui si offre di riaccompagnarmi a casa. Passeggiamo a lungo, nella notte, e ci fermiamo spesso per baciarci. Ancora e ancora.

Sarà il nostro unico appuntamento a New York perché lui domani partirà per il Canada: il lavoro lo chiama e pure l'ennesimo balletto di visti e permessi perché anche lui non è americano. Mi saluta con l'ultimo bacio e mi promette che ci sentiremo e rivedremo presto. Ma non ci penso. Sono diventata troppo cinica e stento a credere alle promesse. Ho imparato che a volte le parole possono svuotarsi, diventare senza significato.

Intanto, arriva luglio e io preferirei scappare. Perché è il mio compleanno, quello speciale, quelle delle 40 candeline da soffiare con entusiasmo. Quello che sancisce anche i 10 anni dalla diagnosi del cancro. Qualche mese fa avevo sognato questa data e mi ero immaginata un party da film, come le tante cose che avevo vissuto in questa città.

Magari, perché no, avrei scelto un ristorante stellato e ci sarei arrivata a bordo di una limousine, circondata dai miei migliori amici e dalla famiglia. Avrei stappato bottiglie di bollicine e ballato fino all'alba. Invece, lo trascorro soltanto con mamma, papà e le mie sorelle, che arrivano dall'Italia. Ci concediamo qualche giorno insieme e mi rigenero un po' con i loro abbracci, ma la voglia di divertirmi è ai minimi termini. Quando si avvicina il momento della loro partenza, preparo qualche scatolone perché loro possano già riportare alcune cose a Este. Lo faccio e intanto la mente si paralizza, è un gesto che non avrei mai pensato di compiere ed è come se il cervello non potesse accettarlo. E se all'inizio del 'disastro carta verde' prevaleva la rabbia, ora sono quasi rassegnata perché sento che la quotidianità qui sta arrivando agli sgoccioli.

CAPITOLO 25
NEW YORK
2018

Sembra che New York non mi voglia più. La mia Città (e non uso la lettera maiuscola a caso), quella che ho sognato e idealizzato. Quella che mi ha dato tanto e mi ha fatto diventare la donna che sono oggi. Quella a cui ho donato lavoro, energia e amore. Proprio lei si sta trasformando in una matrigna che non desidera più accogliermi tra le sue braccia.

Il calendario del cellulare lampeggia sulla fine di luglio e l'appello per la carta verde, depositato due mesi fa, langue in silenzio in qualche ufficio sperduto, mentre gli avvocati si fanno spesso desiderare quando chiedo aggiornamenti. Finalmente, dopo giorni di attesa, mi richiamano per fare il punto della situazione e non mi portano buone notizie. Hanno il sentore che il ricorso non andrà a buon fine, anche perché, con l'amministrazione Trump, le maglie dell'immigrazione sono diventate sempre più strette, rigide e alcuni errori procedurali commessi con la prima richiesta non ci fanno ben sperare.

Queste parole pesanti mi comprimono la mente e riesco a malapena a terminare la lezione alla scuola di italiano. Esco frastornata dal palazzo e attraverso la strada per fiondarmi in metropolitana e tornare a casa. Voglio solo rinchiudermi in camera, creare una specie di bozzolo sotto le lenzuola e vegetare lì. Sto camminando sulle strisce pedonali, un passo dopo l'altro, e non mi accorgo della bicicletta che sfreccia a tutta velocità alle mie spalle e mi travolge. In un istante mi trovo a terra e sento distintamente il tonfo delle ossa sul cemento.

Si avvicinano tutti. Studenti e insegnanti mi circondano e mi chiedono come sto. Apro gli occhi proprio sui loro sguardi terrorizzati.

Per fortuna, mi rialzo in piedi. Lo faccio pian piano, con la testa che mi gira e il battito cardiaco a mille per la paura, ma sono tutta intera. Spaventata a morte e con qualche ammaccatura, ma nulla di grave. Poteva andarmi peggio, certo, eppure anche in questo episodio sento che il destino ormai mi è nemico. La mia Città mi respinge. Mi sento abbandonata da lei.

Mi rintano a casa come da programma e piango come una bambina: mi addormento tra le lacrime e al mattino mi risveglio con gli occhi gonfi e arrossati. Per giorni esco solo per lavorare e acquistare il minimo indispensabile per non svenire dalla fame. Di solito, in agosto ritorno in Italia per godermi famiglia, amici e mare ma adesso la mia situazione giuridica non me lo permette: gli avvocati mi dicono che un viaggio all'estero potrebbe pregiudicare un mio ritorno e nell'incertezza è meglio non uscire dal Paese.

Mi sento come una prigioniera, confinata tra poche miglia in una Nazione che ho tanto amato e forse presto mi accompagnerà alla porta. Gli Stati Uniti e il mio sogno americano mi avevano dato, 10 anni prima, la forza per lottare e superare le sofferenze e paure che un tumore porta con sé. Da qui ho ricominciato la mia vita dopo il cancro. Tutto questo suona davvero come una beffa. È come quando scopri che il tuo partner di una vita ti tradisce: non ci puoi credere. È un agosto strano, caldo sul termometro ma freddo perché vuoto di gioia e risate. Non ho la forza di vedere gli amici perché dovrei rispondere alle loro domande sulla mia situazione, ma io non ho certezze, non più ormai.

Però mi accorgo di poter contare su piccole coccole, che mi tengono ancorata alla quotidianità e non mi fanno sprofondare troppo in basso: sono i messaggi di Jai. Me li manda spesso, anche solo per chiedermi come sto, per raccontarmi qualcosa del Canada o delle sue vacanze in Grecia.

E più passano i giorni, più mi accorgo che li aspetto, senza ansia, ma con il sorriso. Il trillo del telefonino, la mia mano che apre la bustina gialla e, infine, le sue parole, diventano degli angoli di gioia, un calmante nel mare della tensione. Sono sempre più dolci e importanti. Capisco che lui è così: discreto, ma presente. Un uomo su cui contare.

Intanto, l'Elisa modalità automa prende di nuovo piede. Come un robot, ripeto ogni giorno i gesti necessari alla sopravvivenza. Riesco a lavorare, mi concentro e procedo spedita ma è come se avessi inserito il pilota automatico, seguo il mio programma che mi permette di rispettare impegni, obblighi e orari. Rimango una perfetta professionista. Ma nulla di più.

Anzi, la sfortuna si accanisce ancora. Una sera, finisco le lezioni a scuola e comincio a camminare. Ormai è diventata un'abitudine: macino chilometri per non pensare e, soprattutto, per stancarmi, perché riesco ad addormentarmi soltanto se arrivo a letto esausta. Così, mi ritrovo a Union Square a testa bassa e, all'improvviso, uno sconosciuto mi blocca. Mi ferma prendendomi i polsi e blatera frasi assurde, cercando di convincermi prima a seguirlo e poi ad acquistare della merce non meglio identificata. Non riesco a reagire, non capisco una parola e vado nel panico.

Dopo un paio di minuti, mi si palesano davanti due poliziotti che mi tempestano di domande. Pensano che io conosca quell'uomo e che stia organizzando una specie di truffa con lui, che intanto urla come un matto e attira l'attenzione di tutti i passanti. In quel momento, i miei pensieri vanno subito al ricorso per la carta verde: non ho bisogno di farmi notare o di finire in qualche guaio, quindi anche se il panico mi blocca quasi la gola tento di spiegare quello che è successo. Sono i momenti più lunghi della mia vita, ma per fortuna le forze dell'ordine mi credono e mi lasciano subito andare, scusandosi per l'accaduto.

Io però non riesco ad allontanarmi da Union Square, sono in trance e ormai mi rendo conto di vivere con una nuvola nera costantemente sulla testa, pronta a scatenare un uragano su di me.

E piango, piango ancora, per l'ennesima volta, come se fosse il gesto che in questo periodo mi riesce meglio. Realizzo che da mesi sto nuotando controcorrente e spesso mi sembra di affogare perché le forze vengono meno. Mi rendo conto anche di aver versato più lacrime in queste settimane che durante la malattia. Perché, in fondo, il cancro ti capita, o almeno a me è accaduto così, e provi ad accettarlo e a combattere con tutte le forze che hai. Invece, il fallimento della green card è un'immensa ingiustizia, un disastro accaduto perché ho riposto troppa fiducia nelle persone sbagliate, che hanno agito con invidia e, forse, tanta cattiveria e superficialità.

Rimango in mezzo alla piazza e telefono a Nela. Le vomito addosso l'ennesima sfortuna e lei, come sempre, mi calma. Respiriamo insieme, prova a farmi ridere con un paio di battute e poi, quando capisce che non funziona, mi sussurra. «Andiamo a casa, chiacchieriamo insieme al cellulare finché non sei arrivata. Non ti lascio sola, Elisa, non ti preoccupare».

CAPITOLO 26
NEW YORK
2018

A settembre, New York riparte: uffici, scuole e aziende rimettono il turbo e anche io ci provo, anche se le incertezze sul futuro ormai sono come cemento che blocca i miei piedi. James mi propone di lavorare per lui a tempo pieno e, ovviamente, acconsento subito. «È una promozione con tutti i crismi Elisa» mi dice con la sua solita voce seria e posata. «Te la sei meritata perché grazie a te abbiamo avuto un semestre da record».

Devo quindi salutare la mia adorata scuola e l'impiego da insegnante. Mi perdo negli abbracci della direttrice, dei colleghi e degli alunni. Tutti mi hanno preparato un biglietto d'addio, dei fiori, un piccolo regalo e non finiscono di ringraziarmi. In realtà, sono io che sarò grata per sempre a questa esperienza che mi ha ricordato che più di tutto contano i rapporti, il calore, le persone.

Chiudo questa porta e mi tuffo a capofitto nell'altro lavoro. Ancora una volta, la carriera diventa il baricentro, l'ancora di salvezza che non mi fa affogare. Sarà banale, ma mi tiene impegnata. È il motivo per cui mi alzo ogni mattina, mi vesto e mi trucco con cura, esco di casa e attraverso la città. È la ragione per cui sorrido, mi preparo agli appuntamenti con i clienti, mi concentro e studio ogni progetto, in ogni dettaglio.

È come se esistessero due Elisa: una invischiata nell'appello per la green card, stremata e pessimista, spesso in lacrime; l'altra che si sta facendo sempre più strada con James e la sua società. Riesco a tenerle separate alla perfezione, per ora.

In ufficio continuo a essere sul pezzo, grintosa e sicura. E vedo i frutti del sacrificio, visto che posso affermare di essere ormai il braccio destro del fondatore. Il team riconosce il mio ruolo e la società sta compiendo passi da gigante nello scenario internazionale. D'ora in avanti, non ci fermerà nessuno.

Dalle otto del mattino alle otto di sera indosso la maschera della professionalità, discuto di future idee editoriali con gli esperti. Poi, è la volta della maschera dei dubbi, dei troppi interrogativi senza risposta, dell'esilio sotto le coperte con il cellulare spento per il timore di ricevere brutte notizie.

Già, mi nascondo in camera perché non sopporto più neanche questo appartamento, così cupo e piccolo. Infatti, proseguono anche i miei pellegrinaggi nei due storage dove ho rinchiuso la mia vita e faccio qui il cambio di stagione dei vestiti. Mentre stipo magliette e abiti leggeri, mi arriva la telefonata di Jai. Le sue chiamate stanno diventando più frequenti: ha percepito il mio malumore e vuole starmi vicino. Lo fa anche stasera, invitandomi a essere propositiva e a chiamare gli avvocati per valutare altri dettagli. È costante, presente, c'è e riesce spesso a strapparmi un sorriso.

Poi, appena prima di salutarmi, mi butta lì una frase scherzosa: «Guarda che non esiste solo New York, il pianeta Terra non si esaurisce negli Stati Uniti. Anzi, ci sono tantissime realtà da scoprire. Per esempio, sarebbe bello se venissi a trovarmi a Toronto». Mi saluta con leggerezza, proprio per non dare troppo peso alla proposta, non vuole pressarmi. Infatti non dico nulla, mi limito a salutarlo e mi siedo a terra nel magazzino.

In fondo è vero. New York è il mio tutto, ma non è detto che debba esserlo per sempre.

Nel corridoio freddo dello storage, lascio libertà ai pensieri, come se mi riflettessi in uno specchio ideale: single, carriera prima di tutto, anzi libertà prima di tutto. Libertà di seguire l'istinto, viaggiare, buttarmi a capofitto nel lavoro e nelle amicizie senza sentire il peso dei giudizi e delle recriminazioni. E la Grande Mela era l'habitat ideale per questo vestito che mi ero cucita addosso anno dopo anno e che mi stava molto bene. Quando ho poi scoperto che difficilmente sarei stata madre nella vita, New York è diventata ancora di più la mia casa perché qui puoi davvero ostentare fieramente i 40 anni, l'assenza di legami stabili e di pargoli attaccati al collo. Invece in Italia, e in parecchie capitali europee, l'equazione donna - moglie - mamma rimane la norma. Una consuetudine che non fa per me, grazie.

Eppure, da quella sera in cui ho aperto la porta di casa di amici e ho incrociato lo sguardo di Jai, qualcosa è cambiato dentro di me. Certo, i problemi legali mi hanno dato un duro colpo, ma con questo ragazzo riesco a pensare a un 'altrove', un luogo dove incontrarci, conoscerci, capirci. Non abbiamo mai incasellato il nostro rapporto, finora non ha nemmeno una definizione, non ne abbiamo neppure accennato, ma sappiamo che tra noi ormai si sta tessendo un legame nutrito dagli stessi ideali, da piccoli pensieri romantici, dolcezza e costanza.

Chissà dove ci porterà.

Nei giorni successivi, il lavoro mi rimette con i piedi per terra. Voglio organizzare un importante convegno ad Harvard con il gotha del settore e i colossi della Rete, come Facebook e Google. È una sfida assoluta perché nessuno ha mai osato 'unire' uno degli atenei più antichi e prestigiosi del mondo e le compagnie del futuro. In pratica non stacco gli occhi dal pc e dal cellulare. Il fondatore della società si complimenta per la mia precisione e, per la prima volta, ci prendiamo del tempo per discutere un po' di me e della mia situazione. James è sempre stato al corrente dell'odissea della carta verde e del braccio di ferro con l'immigrazione, ma stavolta gli parlo con il cuore in mano e anche lui, di solito così formale, ascolta con calma le mie peripezie e mi colpisce per la sua partecipazione. Tanto che si offre di aiutarmi. «Posso far partire io una richiesta come tuo nuovo datore di lavoro. Ci faremo seguire dai migliori avvocati e presenteremo una documentazione perfetta, a prova di bomba, che sarà approvata in pochissimo tempo».

Non posso credere a ciò che sento e quasi mi commuovo per la disponibilità di James. Contatto subito il mio team legale e chiedo di valutare questa importante novità. Per qualche giorno, ritrovo le energie della Elisa di sempre, combattiva e ottimista. Voglio sperare che esista una possibilità e che la buona sorte torni a giocare nella mia squadra.

Purtroppo, non è così. Il destino ormai mi ha dichiarato guerra. Gli avvocati mi convocano nel loro ufficio e mi spiegano che la nuova strada non è assolutamente percorribile. La mia carta verde è legata a doppio filo, anzi a triplo, con il ricorso e non si possono presentare altre richieste o ulteriori documenti. Bisogna solo attendere. E probabilmente anche poco perché i tempi dovrebbero essere maturi. Aspetto. E rimpiango di non avere troppa fede e di non riuscire a pregare.

Così, ripiombo nel panico. Mi sento tesa come una corda di violino, pronta a spezzarsi al minimo imprevisto. Ho la forza solo per concentrarmi sul lavoro, ma tutto il resto si trasforma in un'agonia. La notte, soprattutto. Non riesco proprio a chiudere occhio perché di fronte a me vedo scorrere il film di questi ultimi dieci anni, 3.650 giorni. Anzi, riavvolgo il nastro e torno ancora più indietro.

La diagnosi di cancro, l'intervento e la chemioterapia. La lotta che ho ingaggiato con il mio corpo per vincere la malattia e volare a Chicago per l'agognato Master. Il dolore nascosto dai sorrisi tirati, il timore di non farcela. I primi mesi in America, quando ero così debole e fragile da non riuscire a seguire le lezioni. E poi, la cavalcata fino a New York, passando per Washington, tanti impieghi, scommesse e amici. Le serate tra il Village e il Meatpacking, gli appuntamenti alla ricerca del principe azzurro. E la grande, infinita, ostinazione con cui ho costruito il mio percorso professionale, mattoncino dopo mattoncino.

Rivivo ogni singolo fotogramma e mi emoziono perché è stato tutto così intenso, unico. E ora potrebbe rimanere solo un vecchio film del passato, di quelli che si vedono alla Vigilia di Natale.

Dopo l'ennesima notte insonne, mi arriva una telefonata. Quella che deciderà il mio futuro. L'avvocato mi avvisa che c'è una busta per me: contiene la risposta al mio ricorso. Mi preparo e non riesco proprio ad essere ottimista. Anzi, mi sento come una condannata a morte che sta percorrendo il famoso ultimo miglio, quello che la separa dalla sedia elettrica.

Varco la porta dell'ufficio e, quasi senza salutare, mi dirigo dal legale, che mi chiede di accomodarmi e mi consegna il plico. Mi sembra pesantissimo, anche se si tratta di pochi grammi di carta. Sulla busta campeggia il mio nome e i vari timbri degli uffici dell'Immigrazione. Preferisco rimanere in piedi, dritta e rigida, strappo lentamente il lato dell'apertura e prendo il primo foglio. Leggo solo la prima riga: appello rigettato. Richiudo la busta e la nascondo in borsa, come la prova di un reato, qualcosa di cui vergognarsi.

Non voglio leggere altro e ascolto solo il commento dell'avvocato, che aggiunge laconico: «Credo che non abbiano neanche aperto il fascicolo, non avranno visionato nessun documento. Hanno solo atteso la fine dei termini procedurali per rimandare tutto al mittente. Era una decisione già scritta perché le volontà della presidenza Trump sono più forti di tutto e vogliono mettere i bastoni tra le ruote a chiunque non sia nato su questo suolo».

Le ultime parole mi arrivano già come suoni lontani. Non posso sentirle, non voglio, tanto non cambierebbero la situazione di una virgola. Anzi, provo una grande rabbia perché con la mia causa questi avvocati hanno guadagnato un bel mucchio di dollari. Io, invece, perderò tutto.

CAPITOLO 27
NEW YORK
2018

Trenta giorni. Ecco il tempo che mi resta in America. Ho una scadenza. Mi verrebbe da dire che sono terminale se non li avessi conosciuti questi malati e usare questa parola suonerebbe quasi come una bestemmia. In ogni caso, fossilizzarmi sui termini non ha proprio senso. Nulla lo ha. Il sogno americano si sta sbriciolando tra le mie mani, sta svanendo.

Faccio persino fatica a chiarire ciò che provo, tanto i sentimenti sono un concentrato di negatività: frustrazione, tristezza, rabbia, senso di fallimento e impotenza. Non so cosa prevalga e credo che abbia poca importanza. Mi restano solo due progetti da concludere e devo focalizzarmi su di loro: la conferenza ad Harvard e il rimpatrio.

Voglio lasciare questo Paese nel migliore dei modi e buttarmi sul lavoro mi viene facile. Anche se l'ultima sfida ha il sapore dell'impresa. Non è affatto semplice varcare le austere sale di Harvard e convincere i più stimati professori a dissertare di aziende sempre al centro del ciclone, ma passo dopo passo ci provo. Voglio fare tutto da sola, questo è il mio commiato e deve essere firmato solo da me. In queste giornate parlo parecchio con James, che mi ribadisce la sua stima. Non è un uomo di molte parole, ma quelle che mi regala lasciano il segno: «Non voglio rinunciare a una professionista come te» mi dice serio e mi propone di aprire una sede della società a Bruxelles.

Tentenno perché, lo confesso, ora che non posso più vivere a New York, non mi interessa molto altro: tutto assomiglierebbe a un ripiego, a una scelta di serie B, di seconda mano. Per ora tornerò a casa, a Este, e poi si vedrà. Mi sento troppo vuota per decidere il mio futuro.

Mentre mi affanno a organizzare la conferenza, cerco di scoprire come lasciare l'America nel migliore dei modi. Devo impacchettare e mandare oltreoceano decine di scatoloni, così entro in una jungla di spedizioni, trafile e documenti. Ma quando ne esco, e capisco come muovermi, non ho la forza di cominciare a impacchettare: rimando, è troppo traumatico. Avevo sgomberato i miei due storage, dando in beneficenza molte delle mie cose, ma non sono riuscita a liberarmi di tutto. Ogni mattina, e ogni sera, guardo vestiti, libri e soprammobili, li sfioro, però ognuno riporta a galla troppi ricordi: i tomi studiati durante il Master, il tailleur indossato per il primo colloquio con Sarah, il top glitter sfoggiato con orgoglio quando ho deciso che la cicatrice del port non era poi così importante, i biglietti delle fantastiche mostre al Moma o degli spettacoli a Broadway, le decine di fotografie scattate con la DC Family e con tutti gli altri amici.

Ecco, loro non riesco proprio a vederli. Per fortuna, i membri della mia adorata family sono sparsi per il mondo e li riabbraccerò quando ne avrò la forza, ovvero quando avrò archiviato questo penoso addio. Nela, la mia anima gemella al femminile, sa tutto e mi sta guidando, anche se a distanza: è lei che ascolta i miei pianti, mi ricorda di mangiare e mi ripete ogni giorno che posso farcela.

Con José e gli altri è troppo difficile: come faccio a guardarli negli occhi e ammettere che non ce l'ho fatta? Di solito sono estroversa, soprattutto con loro, esterno emozioni e qualsiasi cosa mi passa per la mente, ma adesso non posso fare altro che trincerarmi nel silenzio.

Sono settimane di solitudine e di apatia. Se non potrò più vivere a New York, non voglio più viverla già ora: niente passeggiate, cenette, film nel solito cinema, niente yoga o palestra.

Solo Jai riesce a squarciare il muro che ho costruito. Ci sentiamo ogni sera. Lui ora è tornato nella sua città, Londra, e quando esce dall'ufficio mi chiama. Spesso chiacchieriamo di stupidaggini o piccoli dettagli senza senso, solo per sentire l'uno la voce dell'altra fino ad addormentarci, come se ascoltassimo la ninna nanna più dolce del mondo. Mi colpisce sempre per i suoi toni gentili, perché lui c'è, al mio fianco, senza chiedere nulla in cambio. Anzi, pronto a dare.

Infatti, una sera mi propone di incontrarci dal vivo quando rientrerò in Italia. Non ci vediamo faccia a faccia da mesi e quando mi lancia questo invito mi trovo a sorridere da sola, al telefono. Ecco un istante di felicità, dopo settimane cupe, ed è merito di Jai. Quest'uomo così semplice e così speciale riesce, da quel momento, a proiettarmi al di fuori del mio sogno in macerie e dell'amata vita negli States. Lui accende una luce, un faro che riesco a scorgere da lontano e illumina una via che pensavo buia. E mi dimostra che mi aspetta qualcosa alla fine della strada, che c'è qualcosa fuori dagli Usa.

Ogni tanto, dopo queste chiacchierate, penso di accontentarmi di questa specie di relazione telefonica per stare a galla. Mi ci aggrappo, ma non so cosa voglio davvero. Mi sto innamorando di Jai o è solo una spalla perfetta per questo momento? È quello che desidero? Sono davvero fatta per un rapporto serio, per un'esistenza insieme? Mi piacerebbe guardarmi dentro e scovare le risposte certe, vedere tutto con più chiarezza, ma ora non è proprio possibile. Decido di andare avanti alla giornata. Me ne restano ancora poche qui e devo arrivare comunque alla fine. Non ho altra scelta.

Intanto, arriva il giorno della famosa conferenza. Ce l'ho fatta, a dispetto di chi non ci avrebbe scommesso un dollaro, anche se in realtà questa volta in tanti hanno fatto il tifo per me perché sanno l'importanza dell'evento. È tutto studiato nei dettagli, perfetto e riuscito, con ospiti di altissimo calibro e una della aule più imponenti della Law School di Harvard gremita fino all'inverosimile. Le compagnie tech spesso nel mirino dell'Antitrust sono qui riunite per discutere proprio con i migliori esperti del settore. Ne parlano tutti, dagli addetti ai lavori ai social fino ai giornali più autorevoli. Modero con piglio deciso, rilancio il dibattito, gestisco il dietro le quinte come se fosse la cosa più naturale del mondo. È il mio lavoro e lo amo con tutta me stessa. E quando, alla fine, salgo sul palco per i saluti, James mi fa i complimenti davanti a tutti: «Questa era una conferenza impossibile per chiunque, ma non per Elisa». Dalla sala si leva un lungo applauso, prima timido e poi scrosciante. È per me.

Mi commuovo come una bambina. Come quando sono scesa dalla scaletta del volo che mi aveva portato a Chicago la prima volta. Devo andarmene, ma lascio questo spettacolo con un finale quasi perfetto.

CAPITOLO 28
NEW YORK
2018

Stanno scorrendo i titoli di coda del film. Di solito, passano sullo schermo i nomi dei protagonisti e di tutte le persone che hanno avuto un ruolo nell'opera. Non mancano i ringraziamenti. E, se alla gente è piaciuta la storia, arrivano gli applausi, altrimenti qualche fischio da stadio.

Ma questa pellicola è mia, racconta i 10 anni trascorsi negli States e fa troppo male. Quindi, niente ringraziamenti, saluti e citazioni. Tra pochi giorni salirò per l'ultima volta su un volo per l'Italia e non desidero vedere nessuno. A José non ho nemmeno comunicato la data esatta della partenza, forse gli manderò un messaggio all'ultimo momento, perché non potrei sopportare di asciugare le sue lacrime. Ora gli addii non fanno proprio per me.

Mi concedo solo un'ultima cena con Veronika al Topaz, il nostro adorato ristorante thai vicino a Central

Park, e anche con lei sono categorica: non si parla della carta verde, di quello che farò domani, di quando ci rivedremo. Anzi, se ci rivedremo.

Discuto poi con James per organizzare il lavoro delle prossime settimane, perché secondo gli avvocati non potrò mettere piedi negli Stati Uniti per parecchio tempo. O addirittura per sempre. Mi sento come una criminale, bandita da un Paese per un vergognoso reato. Peccato che non abbia fatto nulla, se non fidarmi delle persone sbagliate. James mi rassicura: il mio ruolo non cambierà e potrò continuare a fare quello che ho fatto finora, da qualsiasi parte del mondo, e ancora per tanto, tantissimo tempo.

Questa promessa mi rassicura un po'. Così mi chiudo in casa: non ho più scampo, devo riempire gli scatoloni di ricordi.

So che devo farlo, ma passo tante, troppe ore a fissare gli oggetti, a procrastinare. E mi riduco proprio all'ultimo, la notte prima della partenza. Riempio, etichetto e chiudo tutto con l'aiuto di Nela che, come sempre, mi guida al telefono, suggerendomi cosa fare. La saluto con la voce affranta e una morsa di panico che mi stringe lo stomaco.

Poi, ecco la chiamata di Jai. Appena sento la sua voce, riesco di nuovo a respirare. È incredibile come la dolcezza scaturisca semplicemente dal tono, non ha bisogno di usare vezzeggiativi, gli basta essere sé stesso. Parliamo per sei ore ininterrotte e dalla finestra vedo il cielo della città cambiare colore e scurirsi, con le nuvole che viaggiano accompagnate dal vento e le luci dei grattacieli che mi sembrano più spente, in sciopero.

Jai mi tiene compagnia mentre preparo le valigie con i vestiti e mi racconta con dovizia di particolari di quando era bambino, della sua famiglia e dell'esperienza di studio in un collegio sull'Himalaya. Sparliamo con ironia di genitori e parenti, delle insicurezze che ci accompagnano da quando siamo ragazzini. E, alla fine, lui mi dice che a Berlino, dove si trova ora per lavoro, sta spuntando l'alba. «Vedrai presto anche tu la luce dell'Europa. Anzi, poi la guarderemo insieme. Tra due settimane sarò a Madrid per lavoro, ti aspetto lì».

Qualche ora dopo, scopro di essermi addormentata vestita sul letto, in mezzo alle valigie da chiudere. Vengo svegliata dal campanello: il responsabile delle spedizioni a cui mi sono rivolta per il trasloco oltreoceano è qui per ritirare tutti in pacchi. Non ho più scappatoie, ecco la realtà: me ne sto andando. Consegno la mia esistenza americana a un omino dal sorriso bonario, che mi fa una battuta sulla quantità di merce, e resto per un attimo ferma davanti alla porta.

Non mi rimane più nulla da fare. Con una lentezza esasperante mi preparo per andare all'aeroporto. Rispetto anche l'ultimo dei mie tanti riti propiziatori: prima di ogni viaggio, mangio un hamburger da '5 Napkin', sulla Nine Avenue. Anche stavolta, ordino un Avocado Ranch con sweet potatoes fries e mi sembra più goduriso che mai.

Quando salgo sul taxi per il JFK, New York è avvolta dalla pioggia e da un cielo plumbeo che non preannuncia niente di buono. Infatti, davanti allo scalo i tuoni mi rimbombano sopra la testa. Appena varco l'entrata, scatta quello che io chiamo effetto aeroporto e che mi capita a ogni viaggio: le emozioni si neutralizzano, i sentimenti si azzerano, perché tanto ho fatto quello che potevo fare, nel bene e nel male. Anche stavolta è così, è tutto finito. Mando un messaggio d'addio a José e poi spengo il cellulare, non voglio più parlare con nessuno, nemmeno con la mia famiglia.

Passeggio su e giù per lo scalo, osservo come sempre il popolo dei viaggiatori e mi unisco a loro quando chiamano il volo. Appena ci salgo, chiudo gli occhi. Non posso più vedere la città, stavolta non aspetterò di scorgerne i palazzi dal finestrino man mano che il jet decolla e lascia la baia di New York. Così, mi perdo in un sonno catatonico da cui riemergo quando manca poco più di un'ora all'atterraggio.

Con un rombo, le ruote dell'aereo toccano terra, sono a Roma. Ai controlli, imbocco la fila dedicata ai cittadini dell'Unione Europea e provo uno strano senso di sollievo. Per l'America sono una 'irregolare', qui sono a casa.

CAPITOLO 29
ITALIA
2018

Forse è una specie di maledizione. Qualcuno lassù, o non so dove, mi sta mettendo alla prova. Perché appena atterro in Italia e arrivo a Este, scopro che mia mamma è ricoverata in ospedale. Non ho neanche il tempo di spaventarmi o di preoccuparmi, per qualche giorno devo solo agire, andare su e giù tra il reparto e casa, parlare con i medici e stare vicino a lei e alla mia famiglia. Anche questa volta, però, il pensiero vola dove non dovrebbe andare e ho il timore che quello che ho provato io tocchi a una persona che amo. Per fortuna gli esami ci tranquillizzano. Servirà un'operazione e un bel po' di pazienza, ma poi mamma tornerà quella di sempre.

Così, dopo un inizio in apnea, provo a concentrarmi sulla nuova routine. È tutta da inventare, da ricreare e il paragone con l'America pesa come un giogo stretto al collo. Là ero libera, sulla cresta dell'onda, nell'universo perfetto che mi ero costruita, qui devo riabituarmi a tutto, a partire dalla convivenza in famiglia.

Allora, ricomincio dai punti fermi come il lavoro. James è di parola e mi promuove a managing director. È più una questione formale, di ruoli messi su carta che vengono riconosciuti da tutto il team della società, ma per me rappresenta un'iniezione di fiducia, una certezza da cui partire in un momento destabilizzante. Il prossimo obiettivo è chiaro: far crescere ancora la società e renderla leader del mercato. Quindi, bisogna trovare nuovi clienti muovendosi nell'olimpo dei big. Torna anche in discussione l'ipotesi di aprire una sede a Bruxelles, ma non ho la forza di ricominciare da capo in un'altra città. Ora mi serve un periodo di stabilità e l'Italia può regalarmelo.

Prometto al capo che sarò il miglior battitore libero che abbia mai avuto e, anche senza un ufficio istituzionale, porterò l'azienda alle stelle. Mi metto subito al lavoro e i semi piantati nei mesi precedenti danno buoni frutti: all'orizzonte c'è un viaggio in Australia per aggiudicarsi un contratto a parecchi zeri.

Prima, però, mi attende un weekend speciale a Madrid con Jai. Non ci vediamo da sei mesi. Anzi, se proprio vogliamo essere precisi, finora ci siamo visti due volte, di cui una sola da considerare come un appuntamento vero e proprio: un cocktail insieme, tante chiacchiere fitte fitte e poi quei baci sotto la luna, tra i grattacieli. Eppure, anche a distanza, lui è diventato una persona importante per me, tanto che ora sono emozionata come una ragazzina mentre preparo il trolley con gli abiti più belli che possiedo.

Sul volo verso la capitale spagnola non riesco ad arginare i dubbi: e se dal vivo non avremo nulla da dirci? E se scoprirò che non mi piace fisicamente? Il cervello si ingarbuglia tra i pensieri al punto che quasi mi pento di essere partita.

Poi lo vedo, nell'albergo in cui ci siamo dati appuntamento. Come la prima volta a casa di amici, i suoi occhi nocciola si posano su di me e io mi sento improvvisamente calma, serena, risolta. Qualche istante di imbarazzo ci frena. Non so se baciarlo e forse lui ha le stesse remore così ci concediamo un lungo abbraccio. Poi Jai mi prende per mano, intrecciando le sue dita con le mie, le bacia e mi confessa le sue remore. «Temevo che sarebbe stato un errore: magari ci saremmo guardati e avremmo capito che questi mesi al telefono erano stati una specie di romanzo, bellissimo da leggere ma irreale. Invece sono così felice di averti qui al mio fianco».

Passeggiamo per Madrid mano nella mano. Jai conosce alla perfezione posti e lingua e mi trascina con disinvoltura da una parte all'altra della città per farmi assaggiare la migliore tortilla spagnola o i churros con il cioccolato. Nel frattempo, ci raccontiamo la cronistoria del recente passato e rimango colpita dalla sintonia che ritrovo nel nostro modo di fare.

Poi scende la sera. Ed è magia. Saliamo nella mia camera d'albergo e, senza le luci e i rumori caotici di Madrid, trovo il coraggio di raccontargli della malattia. Per me, questa confessione rappresenta ancora una prova cruciale per capire una persona: vedere come reagisce mi dice molto di chi ho davanti. E stavolta rimango molto colpita. Jai ascolta concentrato e poi mi fa alcune domande, con calma e discrezione. Vuole sapere soprattutto come l'ho vissuta a livello emotivo, ma non indulge nella compassione, non è mai esagerato, piuttosto si dimostra empatico, come se fosse così equilibrato da poter affrontare ogni prova della vita.

Con naturalezza, baci e carezze si fanno sempre più pieni e travolgenti e facciamo l'amore per la prima volta. Mi lascio trasportare come non accadeva da tempo: desidero solo provare ogni emozione sulla pelle e non mi interessa se non sarò all'altezza o se quello che sta succedendo non mi porterà da nessuna parte. Mi sento davvero bene ed è questo che conta.

Mi rilasso abbracciata a Jai, che mi accarezza e poi si avvicina a baciare la cicatrice del port. In passato non avrei mai permesso un gesto del genere. Per anni, quel solco sulla pelle è stato il mio grande tabù, un taglio che mi sbatteva in faccia la malattia. E la sbatteva in faccia anche agli altri. Infatti, lo tenevo ben nascosto e reagivo male a qualsiasi contatto. Solo con Robert mi ero aperta un po' di più, scoprendo quel lembo di pelle, ma lui per primo ne restava lontano, quasi alla larga. Ora credo che il bacio di Jai sia un segno speciale.

Il fine settimana insieme non potrebbe essere più bello e andiamo insieme all'aeroporto. Non ho mai amato i saluti e le scene strappalacrime all'imbarco e anche stavolta attivo la modalità cinica.

In fondo, il mio mantra degli ultimi anni è diventato 'd'amore al massimo si può soffrire, mai morire', quindi indosso la solita corazza. Non mi aspetto niente, ma Jai mi travolge di baci e mi propone di organizzare il prossimo weekend insieme. «Io ritorno a Berlino il mese prossimo, ci vediamo lì? Dai, sarebbe divertente girare l'Europa insieme...». Gli dico di sì senza pensarci un istante. Sono ancorata al passato, a New York, e quest'uomo invece mi sta disegnando un nuovo futuro che potrebbe piacermi.

Questo anno così assurdo ed estenuante riesce a finire in bellezza. Riesco a concludere un contratto con una delle più famose multinazionali Tech per un progetto che mi porterà a Sidney, in Australia. Anche questo è un ottimo risultato e non posso che esserne orgogliosa. Da quando è crollata l'opportunità di avere la carta verde, mi sono immersa letteralmente in ogni appuntamento professionale con la spregiudicatezza di chi non ha più nulla da perdere e ho capito che questo coraggio paga sempre. Ecco un'altra lezione che mi ha insegnato la vita: davanti alle difficoltà non pigio sul freno, preferisco schiacciare l'acceleratore.

CAPITOLO 30
MONDO
2019

Sto riscoprendo l'Italia. O meglio, mi sto abituando di nuovo a vivere qui. Forse il segreto è essere sempre in viaggio. Scherzi a parte, ho apprezzato il calore e la tranquillità di casa durante le feste di Natale. New York e l'America sono stati le mie montagne russe, con una quotidianità frenetica, di corsa. Anzi, di rincorsa, perché ho rincorso successi professionali, uomini, esperienze gratificanti. Tutto ciò che desideravo.

Ora cammino. Non so stare ferma, rimango stakanovista sul lavoro però indugio volentieri, per esempio a chiacchierare con mamma o con le amiche storiche. Anche i miei genitori sembrano aver trovato pace e il fatto di non avere la classica figlia all'italiana, ovvero posto fisso-marito-prole, non li turba più e seguono entusiasti i progressi che sto facendo nella società di James.

Ecco, tollero ancora a fatica gli interrogatori di zie, parenti o conoscenti che ogni volta mi subissano di domande, perché non si capacitano del fatto che io non abbia un uomo vicino e, soprattutto, non sia mamma. «Ma come mai a 40 anni sei sola?» mi ripetono, squadrandomi con un misto di stupore e ansia. Quando colleziono troppi siparietti di questo tipo, preparo il trolley. Okay, forse sto esagerando un po'. Non fuggo in maniera deliberata, però la nuova organizzazione lavorativa mi regala parecchie trasferte e non posso che esserne felice. Parto e respiro di nuovo l'aria del mondo, lingue diverse che si mescolano a un tavolo e si riuniscono in sorrisi e risate, i negozi e le metropolitane aperti 24 ore su 24, i piatti che profumano di spezie. In questi mesi sono già stata a Madrid, in Australia e Giordania, a Tel Aviv, Bruxelles, Berlino, Istanbul e Parigi.

E spesso, almeno una volta al mese, incontro Jai in giro per il mondo. Già, forse potrei avere nuove risposte per gli interrogatori di zie e parenti, ma preferisco tenere questa storia tutta per me, solo per me. Anche perché non so nemmeno se, appunto, sia una 'storia'. È voglia di vederci, di stare insieme.

A New York mi ero calata alla perfezione nella routine da single. Rimanevo una romantica nel Dna, ma mi godevo felice quell'equilibrio perché c'era un equilibrio: ero serena da sola e un partner non aggiungeva mai qualcosa per cui valesse la pena di rinunciare alle mie libertà o addirittura soffrire. Ora sto scoprendo che Jai ha davvero molto da offrirmi e non intendo perderlo.

Ogni tanto, barcollo un po', come a San Valentino. Mi sento arrugginita su questo fronte, non festeggio da parecchio e non ci ho mai tenuto particolarmente. Jai mi manda una pianta, meravigliosa e inaspettata. La vera sorpresa è racchiusa tutta nel biglietto. Sul cartoncino immacolato, spiccano tre parole: "I love you". Non le leggevo da secoli, in passato avrei dato tutta me stessa per sentirle pronunciare da un uomo speciale. E ora mi tramortiscono. Come se il mio organismo fosse colpito da un virus strano, mai visto, e il sistema immunitario andasse k.o. in un nanosecondo.

Sono felice, certo, ma anche stupita e frastornata. Così, quando alla sera ci sentiamo, ringrazio Jai per il regalo, ma non riesco a spiccicare nemmeno una frase sensata sulla sua dichiarazione. Anzi, la butto troppo sull'ironia e rischiamo quasi di litigare. Assomiglio a un'adolescente impacciata che per la prima volta si trova davanti al compagno di classe che le chiede di uscire e biascica a stento un sì poco convinto, anche se in realtà vorrebbe buttargli le braccia al collo.

Per fortuna Jai percepisce l'imbarazzo e cambia magistralmente argomento. Gliene sono grata e lo ammiro per questa sua galanteria. Ci metto qualche giorno per metabolizzare l'accaduto e analizzo la nostra timidezza: lui si è nascosto nelle parole, io addirittura dietro il silenzio. Ma una sera, sempre al telefono, tento di spiegargli le mie remore. Non riesco a pronunciare il famoso 'ti amo', forse perché non so bene nemmeno io cosa provo. Però almeno gli dico quanto lui sia importante per me.

A marzo mi aspetta la prova del fuoco. A Washington si tiene, come ogni anno, l'Antitrust Spring Meeting, l'importante convegno del settore antitrust, e non posso mancare. Con i colleghi discutiamo dell'appuntamento e comincio a sudare freddo: quando ho lasciato gli Stati Uniti dopo che l'Ufficio Immigrazione ha rigettato l'appello per la carta verde, gli avvocati mi hanno spiegato che avrei potuto avere difficoltà a tornare in America anche per un semplice viaggio di lavoro, almeno nell'immediatezza. Nel mio curriculum immigratorio forse sarebbe rimasta per sempre questa macchia da 'persona non desiderata'.

Così preparo questa trasferta con un'agitazione inedita. Faccio gli scongiuri mentre acquisto i biglietti e continuo a puntare sulla scaramanzia anche quando chiedo il visto turistico. L'ansia torna a essere fedele compagna delle giornate, ma per fortuna dura poco perché il permesso viene accordato. Gli avvocati americani erano stati troppo pessimisti. E in primavera tocco di nuovo il suolo Usa. Sono trascorsi solo quattro mesi dall'addio, però mi pare un'eternità. Tornare nella capitale, poi, dove ho avuto il primo lavoro e costruito la mitica Family, potrebbe essere di buon auspicio.

Tanti dettagli mi appaiono diversi e persino la Casa Bianca, ora che non è più abitata dal mio amato Obama, è più austera e lontana, ma scoppio di gioia mentre passeggio per la strada.

È il primo giorno di primavera e io rinasco: mi carico dell'energia infinita che mi regala questo Paese. Riassaporo i colori e le abitudini, i visi tutti così diversi gli uni dagli altri, i look più strampalati e il cappuccino bollente, quello con latte di mandorla e caramello, un miscuglio tutto americano, impossibile da trovare altrove. Soltanto qui mi sento davvero a casa.

La trasferta si conclude nel migliore dei modi e nel giro di pochi mesi ritorno più volte negli States: a Chicago, ancora a Washington e poi a New York. In pratica, ripercorro tutte le tappe del mio decennio a stelle e strisce e non potrei esserne più orgogliosa. Si tratta di viaggi di lavoro, che portano nuovi progetti e contratti, ma riesco anche a rivedere gli amici, da José a Nela fino a Veronika e Takako.

Non solo. Per me questo periodo diventa un'autentica rivincita. Sognavo di brindare ai miei 10 anni dalla diagnosi di tumore con la carta verde e con una vita 'per sempre americana' e quando questo sogno è crollato pensavo che la polvere delle macerie avesse soffocato tutto. Invece, ho comunque festeggiato la mia salute. Il cancro, lo confermano anche gli ultimi controlli, è un capitolo chiuso, archiviato. Ho scritto la parola fine su quella fase e riesco a vedere il lungo cammino che ho compiuto e la persona che sono diventata, anche grazie alla malattia.

E ora mi trovo ancora a New York. Ho fatto un giro più lungo, certo. Non ho un documento che mi riconosce come cittadina di questa Nazione, ma questo rimane e rimarrà il mio posto. L'ho sentito spesso dire ma adesso capisco veramente cosa significhi: è il percorso fatto quello che conta veramente, anche più del traguardo raggiunto. Mettercela tutta e lavorare sodo porta sempre da qualche parte e il segreto forse sta proprio nell'apprezzare i piccoli passi e le cose che ti capitano mentre cammini.

CAPITOLO 31
MONDO
2019

La primavera è nel pieno dei suoi colori e profumi e qui in Veneto i Colli Euganei diventano uno spettacolo della natura, che va in scena sempre nuovo ogni giorno. Sono appena tornata da una trasferta americana e mi sto regalando qualche ora di relax, quando ricevo la telefonata del boss. «Elisa, c'è una novità importante» mi annuncia. «Hanno aperto una lotteria privilegiata, dedicata a chi ha ottenuto un Master qui negli Usa».

Appena sento il termine 'lotteria', la mente va in fibrillazione. Conosco molto bene cosa significa: in pratica, ogni anno il Governo americano mette a disposizione alcune migliaia di visti (i cosiddetti H1B) a stranieri particolarmente qualificati, proprio per assicurare l'anima multietnica degli States. E stavolta, chi ha studiato nel loro Paese ha una sorta di corsia preferenziale.

«Partecipiamo». Io e James lo diciamo all'unisono. Allora, devo ricominciare immediatamente a preparare i documenti che bisogna presentare all'Ufficio Immigrazione. Lo confesso: psicologicamente mi costa parecchio fatica visto che il pensiero corre subito alla cocente delusione della green card e ho il terrore di incappare in disguidi o rifiuti. Dopo una notte di riflessione, mi butto e spedisco le solite decine di fogli. Come mi ha insegnato il cancro, è sempre meglio osare perché magari non ci sarà una seconda chance. Ora, poi, mi sento anche più leggera: il mio percorso non dipende da questo documento, l'ho capito a pieno. Rimango Elisa, una persona di valore e una valida professionista, anche senza un timbro del Governo Usa.

Così, inoltro la domanda per il nuovo visto con la richiesta di partecipazione alla lotteria e mi prometto di non darci peso.

La risposta arriverà tra qualche mese perché comunque le autorità controllano ogni domanda e non ha senso sprecare energie per qualcosa che, ora, non dipende da me.

Il mantra di questi mesi sarà 'concentrarsi sul presente'. E il mio presente è fatto da nuove sfide lavorative e... da Jai.

Il primo punto è pane per i miei denti. Il ruolo di managing director implica responsabilità e compiti maggiori e desidero essere all'altezza. Quindi, mi rimbocco le maniche e studio, soprattutto quello che ruota intorno all'aspetto economico della società. È un'azienda e come tale fa business, i numeri contano e servono preparazione e rigore.

Forse, mi ci vuole un pizzico di preparazione anche con Jai! La mia parte romantica, provata dalle troppe delusioni passate, stenta a riemergere. A volte, invece, io e lui abbiamo tempi diversi. Come a Parigi, quando ci troviamo per uno dei nostri weekend e io gli confesso che questi appuntamenti mensili non mi bastano: vorrei di più, vorrei viverlo di più. Lui abbozza una risposta evasiva, non mi sembra convinto e allora preferisco retrocedere e aspettare che sia pronto.

In passato, piccoli intoppi come questo avrebbero portato a galla paranoie e insicurezze e, per reazione, sarei diventata aggressiva. Invece oggi mi godo il momento, il famoso presente: un uomo dolcissimo, con mille premure, che sto scoprendo passo dopo passo e che desidero avere al mio fianco. Con lui sento che non avrò confini. Dopo Parigi ci rivediamo a Città del Messico e poi ancora negli Stati Uniti. I nostri trolley sono aperti, come le nostre menti e i nostri cuori.

Un giorno, di ritorno da una di queste fughe romantiche, arrivo a Este e trovo mia mamma indaffarata in giardino. Si volta, mi squadra ed esclama. «Sei bellissima Elisa. E molto innamorata».

Intanto, sugli alberi davanti a casa le prime gemme lasciano il posto a fiori pieni e a un trionfo di foglie brillanti. Le giornate si allungano e si fanno afose, ma a volte mi perdo questi piccoli cambiamenti perché mi divido tra fusi orari diversi e traballo in perenne collegamento con l'America: quando a Este è pomeriggio inoltrato e la maggior parte delle persone spegne il computer e lascia l'ufficio, io entro nel pieno degli impegni lavorativi. Spesso, poi, sono in giro per il Pianeta e mi capita di transitare in quattro aeroporti nel giro di una settimana. Ma questa pienezza mi gratifica, mi carica e non potrei essere più grata.

Anche perché Jai è sempre presente. Dopo Parigi, è stato lui a riprendere il discorso sulla nostra relazione, durante uno dei nostri weekend. «Elisa, sta diventando sempre più difficile salutarti e pensare che ti rivedrò soltanto dopo un mese. Desidero svegliarmi e osservare il tuo viso ogni mattina» mi dice piano, quasi arrossendo. Poi abbassa lo sguardo e mormora veloce: «Potremmo sposarci e stare insieme per sempre». Ecco, io con il 'per sempre' non vado molto d'accordo. Non ho mai avuto la fortuna di un amore così lungo e totalizzante da lasciarmi trasportare in questa dimensione. Poi ho visto la precarietà dell'esistenza combattendo contro un tumore ad appena 30 anni.

Insomma, fatico a credere in qualcosa che vinca il tempo. Eppure, stavolta non mi sembra impossibile pensare a un futuro senza limiti. Per ora ho qualche titubanza sul matrimonio, non mi interessa un foglio di carta che certifichi il mio amore, ma stringo forte Jai e gli rispondo: «Anch'io voglio svegliarmi tutti i giorni tra le tue braccia».

Una sera di giugno sono a Este, a casa con i miei genitori. Sono già le 23 e controllo le mail e alcuni documenti che mi ha appena mandato la presidente della società, mentre loro fanno zapping in tv. Sento il trillo dello smartphone e vedo un messaggio del capo. Quasi mi spavento perché lui non mi manda mai sms, quindi deve trattarsi di qualcosa di estremamente importante. Lo apro e leggo: "Prepara la valigia, torni negli Usa perché hai vinto la lotteria". Rimango senza parole e non è una frase fatta, va davvero così. Mi ero imposta di non pensarci per evitare illusioni e ora non riesco quasi a reagire. Prendo fiato, esco in giardino e nel cielo visualizzo il mio primo appartamento a New York, dove tutto è cominciato. Sulla pelle sento ancora gli stessi brividi di euforia che ho provato allora. Urlo. Una volta, due volte, tre.

Mio padre arriva per vedere cosa sta succedendo. «Scommetto che hai vinto Elisa: torni in America».

Chiamo subito Jai, che replica al telefono l'urlo che io ho appena lanciato in giardino. Facciamo programmi, aggiungiamo qualche mattoncino al nostro futuro. Avviso anche gli amici negli States e per tutta la notte si susseguono messaggini di congratulazioni.

Poi, i giorni successivi, non riesco a trovare pace. La gioia evapora e lascia il posto ai dubbi. Temo che la burocrazia possa ingannarmi ancora e che il ritorno negli Stati Uniti si riveli più complicato del previsto. Non solo: ormai lo so, la quotidianità oltreoceano è una jungla, un'ansia continua, mentre qui ho trovato una dimensione più umana.

E poi c'è Jai. Per la prima volta da quando sono nata, penso per due, sogno per due e questa novità mi appaga molto, ma mi mette anche in crisi. Adesso lui sta lavorando a Londra, ce la faremo così lontani? Ci siamo ripetuti che siamo due nomadi del mondo, due persone aperte e pronte a cambiare.

Lui non si è mai lamentato delle valigie sempre pronte e a differenza degli altri uomini non ha mai recriminato sulla mia frenesia. Ma un rapporto può crescere senza stabilità, senza quotidianità? Mi arrovello nell'indecisione e, alla fine, il giorno del mio compleanno, arriva un regalo inaspettato: Jai deve tornare negli Stati Uniti per lavoro. Se anche il cielo protegge questa storia, non ce n'è per nessuno. Siamo pronti a partire.

CAPITOLO 32
MONDO
2019

In vacanza, a New York. Dopo anni in affanno, questo agosto sto rivivendo la città da turista. Solo lei me lo permette. Solo qui posso scoprire ogni giorno angoli nuovi, la mostra di cui tutti parlano e la Spa frequentata dall'attrice che ha appena vinto l'Oscar. Solo qui posso ancora camminare stupita per osservare come la luce proietta i profili dei quartieri storici a cui stanno rifacendo il look.

Sono qui con Jai e anche lui sta staccando da lavoro e impegni. Sono stati mesi complicati. Lo scorso novembre ho lasciato la Grande Mela come una 'persona indesiderata', con l'esistenza rinchiusa in scatole di cartone e ora, appena nove mesi dopo, sono ritornata. Spesso penso alla mia vita come un film e neanche nella migliore delle sceneggiature avrei immaginato un epilogo di questo tipo. Anche perché adesso sto giocando a fare l'italiana in vacanza, ma a settembre sbarcherò davvero sulle rive dell'Hudson in pianta stabile.

Il mio visto è cosa fatta e quindi, tra una passeggiata e un brunch, cerco casa. Spulcio annunci e programmo visite con tanta emozione, anche perché stavolta cerco e penso per due. O meglio, per quasi due.

Se un estraneo guardasse me e Jai in queste giornate, si farebbe delle belle risate: una donna troppo scottata dalle difficoltà e un uomo che più riservato non si può, che affrontano un'ipotetica convivenza, senza parlarne davvero. Sussurriamo certe domande ancora con la voce bassa, con il timore che l'altro non sia pronto, ma ci buttiamo con un sorriso perenne stampato sul volto, perché il desiderio di stare insieme travalica ogni remora. Così guardo appartamenti in cui lui potrebbe sentirsi a casa o tornare dopo un lungo viaggio di lavoro con la sensazione di essere al sicuro.

Intanto, queste settimane di vacanza ci regalano la conferma dei nostri sentimenti. Per certi aspetti è tutto nuovo per noi, abituati a vederci al massimo per qualche weekend lungo in cui giochiamo a fare gli innamorati. Ora non siamo più attori dell'amore, non recitiamo un ruolo, ma possiamo sperimentarci a vicenda. Impariamo a conoscere abitudini, manie e difetti, ci studiamo e ci stupiamo, curiosi di condividere pezzi di quotidianità sempre più grandi.

E quando al termine delle ferie, ci salutiamo, mi sento in pace, con me stessa e con il mondo. Posso ricominciare qui, nel luogo che ho rincorso sin da quando ero una ragazzina perfezionista e studiosa. Ora ho imparato sulla mia pelle che la perfezione non è di questo mondo e non è quello a cui aspirare veramente. Il tumore, la chemioterapia, la paura di metastasi, i problemi di fertilità, le fatiche negli Stati Uniti: tutto questo mi ha insegnato che l'ambizione è un'ottima molla, ma non può essere l'unica stella polare, non può accecare le piccole soddisfazioni e anche gli inciampi, che ci fanno crescere. Ora accetto l'Elisa imperfetta e mi perdono quando le cose non vanno come avrei voluto. E questo mi fa stare meglio con me stessa e con gli altri.

Torno in Italia per organizzare la nuova routine newyorchese, con tanto di ennesimo trasloco oltreoceano, e stringo forte Jai. La promessa è di ritrovarci presto. Il copione dei miei rituali pre-volo si ripete uguale anche stavolta: hamburger, taxi e aeroporto, ma in auto sorrido sulle enormi differenze rispetto a novembre. Ora il mio viso non è una maschera di dolore, non sento il peso del fallimento a piegarmi le spalle. Mi godo ogni istante, con tanto di shopping finale al duty free.

E se l'ultima volta ero crollata esausta durante il decollo, adesso mi accomodo al posto, sprimaccio il mini cuscino della compagnia aerea, apro l'agenda e scrivo l'elenco delle cose da fare. Per esempio, ho lasciato New York con una short list di tre appartamenti e devo decidere quale diventerà la mia casa...

A settembre, è anche tempo dei controlli oncologici. Il terrore con cui varcavo il cancellone dell'ospedale ha lasciato il posto a un'agitazione più gestibile. Credo che chi ha avuto un tumore, non potrà mai sottoporsi a una Tac o a un emocromo con leggerezza. Il timore ti resta dentro, fa parte della tua essenza, ma più passa il tempo e più lo sai controllare. Io, per esempio, sono diventata un pizzico più razionale e fatalista.

E oggi, durante la visita con il Professor V., ci lasciamo andare entrambi a commenti e pensieri liberi. «Sai Elisa, voglio farti i complimenti» spiega serio. «Quando ho avuto pazienti giovani li ho visti spesso spegnersi psicologicamente sotto i colpi della malattia. Le cure erano efficaci, il male se ne andava, ma la loro quotidianità ne risentiva per sempre. Si sentivano troppo fragili perché aver sperimentato la caducità dell'esistenza li segnava troppo. Per te non è mai stato così».

Sorrido e annuisco. Non voglio i complimenti, non penso di meritarmeli, ma decido che da oggi racconterò la mia esperienza per far volare qua e là un messaggio positivo. La strada verso la guarigione è sfiancante, non c'è dubbio, però proprio in questi momenti scopri di essere più forte di quel che credevi e anche quando la grinta ti pare esaurita capisci che ne hai ancora. E ne avrai ancora. Ripartire dopo il cancro può essere ostico ma la gratitudine per questa seconda chance aiuta a superare ogni timore.

Con questi pensieri, torno al lavoro a distanza con James e inizio a prepararmi per quando, appunto, non ci saranno più il fuso orario e un oceano a separare le nostre riunioni. Questo orizzonte mi offre una carica speciale, perfetta anche per l'ennesimo trasloco. Ho inscatolato tutto, e intendo tutto, poco meno di 12 mesi fa. Anche quella volta avevo deciso di lasciare qualcosa negli Usa per scaramanzia, una piccola candela del mio vecchio appartamento che ho consegnato a Veronika perché la conservi nel suo armadio. Ora ci risiamo. Le amiche del liceo mi guardano perplesse e inquiete, io invece fremo, impaziente di tornare a New York per riprendermi la candela. E tutto il resto…

Dopo giorni di indecisione, ho praticamente scelto l'appartamento. Scrivo all'agenzia per le ultime domande e poi farò l'offerta, visto che mancano poche settimane alla partenza e vorrei iniziare nel migliore dei modi.

Ma questo desiderio viene infranto, ancora una volta. Quattordici giorni prima del volo per gli Stati Uniti, James mi spiega che non potrò trasferirmi a New

York. Le nuove regole sull'immigrazione prevedono che il mio visto sia valido per la città sede dell'azienda. E noi non abbiamo uffici a New York, ma a Boston. È lì che dovrò andare e, secondo le norme in vigore, non mi sarà neppure permesso di trascorrere più di 30 giorni all'anno fuori dalla circoscrizione di Boston.

Stavolta, la rabbia si impossessa di me. Negli ultimi anni sono caduta e mi sono rialzata non so quante volte. Ho imparato a essere forte, soprattutto, ma anche paziente e fatalista. Ho capito che non serve prendersela con il destino, eppure ora non riesco a fare altro. Urlo, strepito, litigo con chiunque mi capiti sotto tiro. Sono intrattabile e neanche le telefonate di Jai riescono a cancellare l'umore tetro. Anzi, quando sento la sua delusione, sto ancora peggio: lui è arrivato a New York e aveva già fatto scattare il conto alla rovescia per il mio arrivo.

Medito di mandare tutto all'aria. Forse qualcuno, lassù, mi sta dicendo ancora una volta che l'America non è più casa mia e mi preparo persino il discorso perfetto da fare a James, per convincerlo che rimarrò a Este. Scelgo le parole una per una: dovranno essere inattaccabili. Poi, all'improvviso, penso a ciò che mi ha detto il Prof. V. durante l'ultimo controllo: io non ho mai mollato, ho buttato il cuore e la mente oltre ogni ostacolo. Devo provarci anche questa volta.

CAPITOLO 33
BOSTON
2020

In fondo, avevo ragione. Quando ho scoperto di aver vinto il visto alla lotteria, avevo il timore che qualcosa andasse storto. E così è stato. Alla fine vado a Boston per dovere, perché il mio lavoro mi sta regalando tantissime soddisfazioni e svolgerlo vicino ai colleghi è cruciale, ormai. E, soprattutto, parto per avvicinarmi a Jai: lui è a New York e, come mi ripete ogni giorno, basteranno meno di quattro ore di treno per abbracciarci. Appena arrivo in città, cerco un appartamento. Non riesco a togliermi dalla testa quello che stavo scegliendo nella Grande Mela, davvero perfetto per me, e quindi nulla mi convince. Vago svogliata tra i vari appuntamenti e probabilmente avrei qualcosa da ridire anche se mi trovassi di fronte all'attico che ha conquistato la copertina del mensile *Architectural Digest*. La motivazione è ai minimi storici e per un paio di settimane arranco anche in ufficio.

Poi il panorama migliora e i primi sprazzi di positività arrivano proprio grazie alla casa. Punto su Seaport, la zona del porto, perché spero che svegliarmi guardando il mare potrebbe donarmi la giusta energia. Così mi trasferisco in un elegante condominio con piscina. É un quartiere nuovo, in fermento, visto che negli ultimi tempi si sono stabilite qui parecchie importanti società del settore farmaceutico e dell'high-tech. Trasferirmi nel nuovo appartamento migliora l'umore. Infatti, se all'inizio mi rifiutavo di girare per la città, come se non volessi conoscerla, ora parto alla scoperta dei suoi segreti, con tanto di guida e mappa in perfetto stile turista fai-da-te.

Ogni angolo e ogni palazzo brillano da quanto sono curati. La vita metropolitana spicca per l'organizzazione.

Mi accorgo presto che è una città ricca, quasi aristocratica, che mi ricorda parecchio le capitali europee, con ristoranti e negozi molto chic, che spesso ti trasportano nel passato. Ovunque si respira cultura perché tutto gravita intorno ai ben 50 college dei dintorni, su cui svettano i mitici Harvard e MIT.

Oltre al sapere, domina l'acqua con il fiume Charles e l'Atlantico che incorniciano lo skyline e gli trasmettono energia: appena esce il sole, infatti, tutti (soprattutto i più ricchi) si affollano lungo il mare, escono con le loro barche e si sfidano a colpi di regate.

Questa aria così elegante mi affascina, ma ancora non capisco se fa per me. Infatti, abituata al caos newyorchese, mi chiedo spesso dove sia la gente o che cosa faccia. E la solitudine si fa sentire. Ho lasciato pezzi di cuore sparsi per il mondo, da Jai ai miei genitori e sorelle, fino ai meravigliosi membri della DC Family: se prendessi una cartina e provassi e localizzarli, traccerei decine di linee e unirei il globo intero.

Ma qui con me non c'è nessuno. Nel mio decennio americano ho imparato a essere indipendente, e per certi versi lo sono sempre stata, fin da piccola, però in ogni luogo mi sono creata le mie bolle d'affetto, le colonne a cui appoggiarmi. Ora non ho la forza per costruirne di nuove, mi sento parecchio stanca e svuotata. Quindi aspetto con ansia i fine settimana in cui Jai viene a trovarmi.

Anche lui patisce la piega che ha preso la situazione: sperava di stare davvero insieme, ogni giorno, e spesso lo vedo assorto, perso in pensieri in cui io fatico a entrare. Per fortuna, si tratta di nuvole passeggere e quando, alla fine dei weekend, ci abbracciamo mi saluta sempre con la nostra frase simbolo: «Siamo due nomadi della vita Elisa, non importa da dove arriviamo. Tanto alla fine ci ritroviamo insieme».

Come da copione, quando non sono serena, mi faccio assorbire completamente dal dovere. Su questo fronte, il trasferimento a Boston si rivela azzeccato perché collaborare fianco a fianco con James e gli altri colleghi del team è stimolante. Cerco di assorbire la genialità di quest'uomo, la visione che ha delle imprese e dell'economia del futuro. E ogni giorno miglioro. Sono tornata la Elisa 'secchiona', quella seduta al primo banco, entusiasta per ogni incarico, con mille idee per la testa e strabordante di energia. Ecco, rispetto al passato non pretendo la perfezione, non mi carico di sensi di colpa se qualcosa non quadra e, quando spengo il computer, cerco anche di divertirmi.

Peccato che, su questo fronte, Boston non mi aiuti granché. Devo ancora innamorarmene, eleggere i miei angoli-simbolo, viverla insieme agli amici migliori per farla entrare a pieno diritto nell'anima. Forse è soltanto una questione di tempo. Così, una sera di febbraio, guardando il sole che lascia il porto mi faccio una promessa: niente fretta, io e questa città impareremo a conoscerci. New York resterà una sorella speciale, ma sono certa che Boston diventerà una fantastica partner.

Alla fine, il primo inverno nel Massachusetts passa veloce. Faccio pratica con il freddo e i famosi blizzard, le tempeste di vento e neve, e mi scaldo ipotizzando il domani con Jai.

Ancora una volta, però, la vita mi presenta il conto e mi ricorda che, forse, fare programmi a lungo termine si rivela un azzardo. Jai scopre che deve ritornare a Londra per lavoro: non si tratta di una breve parentesi, ma di un trasferimento che potrebbe durare parecchi mesi.

Ma, soprattutto, il mondo intero si ferma. Ovunque, dalla Cina all'Italia fino agli Stati Uniti, le persone imparano parole nuove e inquietanti: Covid 19, pandemia, quarantena...

Niente più voli aerei, niente più riunioni in ufficio, solo terribili bollettini di contagiati e morti. Io rimango bloccata a Boston, mentre i miei pezzi di cuore sono prigionieri, anche loro, Jai in Inghilterra e i miei cari in Italia. Non posso fare nulla. Solo lavorare (da remoto). E passeggiare lungo il porto.

CAPITOLO 34
IN VOLO
2021

Stiamo tagliando le nuvole. Parlo al plurale, già. Perché per la prima volta, dopo anni, ho preso un aereo in compagnia. Quando mi sono trasferita a Chicago per il Master, tutte le volte che sono ritornata in Italia per controlli o vacanze, quando ho visto il mio sogno rompersi in mille pezzi, quando ho rimesso piede sul suolo americano, quando sono andata dall'altra parte del mondo per lavoro e per amore... Ho fatto sempre tutto da sola, ogni imbarco e ogni atterraggio. Volare è diventato il mio porto franco, lo spazio libero dove ho costruito punti fermi e coraggio e ho messo a fuoco la donna che stavo diventando.

Per la maggior parte delle persone un volo vuol dire vacanza, a volte lavoro, spesso una pratica noiosa da archiviare in fretta. Per me, invece, significa un processo di crescita, una metamorfosi. Come i bruchi che si trasformano in farfalle nel volgere di una notte, io l'ho fatto più volte durante la tratta Milano - New York. E proprio per questo l'ho sempre vissuta in solitudine.

Ora, seduto con me, c'è Jai. Mi tiene la mano, le sue dita intrecciate strette nelle mie, e guarda fuori dal finestrino. Siamo partiti dall'Italia, questa mattina, dopo una breve vacanza che ci siamo regalati dopo parecchi mesi di distanza. Io ho trascorso il primo, lunghissimo, lockdown a Boston, lui a Londra. Il fatto che non sia impazzita è un autentico miracolo, una prova della mia sanità mentale. In ogni caso, quando ci siamo ritrovati ci siamo giurati che non saremmo mai più stati lontani. Per lavoro, certo, per un breve periodo, ma nulla più.

Così, siamo qui. Direzione New York. Potremmo avere un appuntamento alla City Hall nei prossimi giorni. Chi ama *Sex and the City*, o la Grande Mela, sa cosa significa. Un altro indizio? Nella mia valigia ho piegato anche un abito speciale. Niente strascichi, pizzi o veli, ma una stoffa preziosa che mi fa assomigliare a una principessa indiana. Me l'ha regalata la mamma di Jai: viene tramandata dalle donne della sua famiglia, di madre in figlia e racconta secoli di amori e sacrifici.

Sì, ci piacerebbe sposarci. Tutte le volte che pronunciamo questa parola scoppiamo a ridere, come due bimbi piccoli scoperti dopo una marachella. Non sarà un pezzo di carta a cambiare i nostri sentimenti, a farci sentire più o meno legati, quindi non abbiamo ancora deciso al cento per cento. Lo faremo all'ultimo istante. E non per un dubbio troppo pesante, ma perché sappiamo entrambi, soprattutto io, che l'esistenza è sempre in divenire e non possiamo prevedere che cosa accadrà.

Se diremo sì, lo faremo per festeggiare il nostro amore. Perché, e anche quello me l'ha insegnato il tumore, bisogna sempre rendere onore alla vita e a ciò che ci regala.

Per esempio, anche quest'anno i controlli oncologici sono andati bene. Per uno strano scherzo del destino, li ho fatti proprio in un giorno simbolico, quello dell'intervento: 13 anni fa entravo in sala operatoria senza immaginare come, e se, ne sarei uscita; stavolta mi sono goduta il sorriso soddisfatto del Prof. V. e ho deciso che d'ora in poi prenoterò sempre la visita in questo anniversario speciale, per applaudire alla mia salute.

Negli ultimi giorni prima di partire, è arrivata anche un'altra novità importante: James ha inoltrato la mia pratica per la carta verde. Stavolta sembra tutto perfetto: la documentazione, le tempistiche, il team di avvocati che mi segue...

Tra un po', quindi, potrei avere la green card. Ma non ci penso più, davvero. E non lo dico per scaramanzia, ma perché ho capito che non è tutto. Questo pezzo di carta era diventata la mia ossessione. Ho continuato a inseguirla per anni come il condannato a morte che spera nella grazia. Sono così, anzi sono stata così: io dovevo sempre ottenere tutto e quel documento era anche il simbolo della mia vittoria contro il cancro.

Ora ho capito che non mi serve per forza, il mio valore non passa attraverso quel timbro. Sto facendo un lavoro che adoro, qui negli Stati Uniti, e che mi gratifica ogni giorno. Ho compiuto un percorso unico, raggiunto traguardi importanti e al mio fianco, in questo cammino, c'è un uomo speciale con cui ho sperimentato il significato pieno della parola amore. Non potrei essere più soddisfatta di così.

Gli occhiali da sole e la mascherina nascondono le mie lacrime. A volte mi capita di piangere durante un volo, perché sono immobile, respiro, ascolto le mie canzoni preferite e i pensieri vagano senza redini. Così rivedo quello che mi è successo in questi anni, le persone fantastiche che mi hanno sostenuto e hanno arricchito la mia esistenza. Le lacrime scorrono libere, ma sono di gioia, quando penso alla mia fantastica famiglia e ai miei amici italiani, quelli che mi hanno preso la mano e accompagnato durante la malattia, ai Chicago friends che per primi mi hanno fatto riassaporare la vita, alla mia mitica DC Family per i sorrisi caldi e accoglienti, alle 'colonne' di New York con cui ho condiviso anni di emozioni da film... fino a Jai che è qui con me.

La voce del capitano ci annuncia che tra un'ora atterreremo a New York. Jai mi stringe ancora di più la mano. Durante la pandemia, quando eravamo di nuovo separati da migliaia di chilometri, abbiamo inventato un'espressione: 'koala strategy', la strategia del koala. Questi animali passano moltissimo tempo abbracciati, intrecciati tra loro o all'albero. Noi li imiteremo e ci sosterremo sempre. Sì, ora ci credo: il per sempre è possibile.

OGGI
LONDRA

4 febbraio 2022

Me lo sono ripetuta spesso che non sarebbe finita qui. Quante volte, camminando per le strade di New York o in volo verso un nuovo appuntamento di lavoro, ho pensato a un modo per restituire un po' di quello che ho ricevuto e imparato in questi anni. Insomma, per dare un senso a tutto. E il libro è stato il primo passo.

Poi il cancro ha squarciato di nuovo la mia quotidianità, esattamente 12 anni dopo, perché ha colpito una delle persone per me più importanti. Così mi sono trovata a vivere questa patologia anche dall'altra parte, come caregiver. È sempre dura. Forse anche di più.

Ho visto quante cose sono cambiate rispetto a quando mi sono ammalata nel 2008. La scienza e la medicina continuano a fare progressi enormi. E la tecnologia è diventata un'ottima alleata perché permette di condividere, su Internet e non solo, informazioni, esperienze e consigli. Eppure, oggi come allora, si prova lo stesso smarrimento, non solo al momento della diagnosi, ma anche durante le cure e quando si cerca di tornare alla normalità.

Così nasce Koala Strategy, una media company dedicata ai pazienti oncologici.

L'obiettivo è ambizioso: creare una piattaforma che seleziona e raccoglie tutte le informazioni utili per chi affronta questa prova. La nostra marcia in più? Un'ottica positiva, perché ottimismo e grinta sono ingredienti indispensabili per la guarigione.

Koala Strategy vuole raccontare "l'altra faccia del cancro", quella di chi è impegnato a migliorare il percorso oncologico. Non solo operatori sanitari e ricercatori, ma anche associazioni, fashion designer, nutrizionisti, personal trainer, psicologi, scrittori e molto altro. Il cancro è un brutto nemico che si vince facendo squadra e chi si ammala non deve sentirsi solo.

Proprio per questo, Koala Strategy si propone anche, e soprattutto, di regalare uno spazio per raccontare e raccontarsi, per continuare a sognare, perché si deve farlo anche con una diagnosi di cancro.

Koala Strategy vuole migliorare il presente ed essere una finestra sul futuro, vuole affermare con forza che avere un tumore non significa essere 'arrivati alla fine'.

Koala Strategy è solo all'inizio, abbiamo parecchie cose da fare e progetti da realizzare. Ma questo è un altro capitolo che scriveremo insieme.

Io ti aspetto.

Elisa
koalastrategy.com

Elisa Ramundo

Laureata in giurisprudenza con lode, dopo aver esercitato la professione forense per qualche anno in Italia, parte per gli Stati Uniti. Consegue un master in legge alla *University of Chicago Law School*, e da lì intraprende una carriera negli USA che la porterà a lavorare nel settore dell'informazione ed editoria legale. Oggi Elisa vive tra Londra e Boston dove continua a dirigere una media company americana. L'esperienza professionale, insieme a quella personale, l'hanno portata a fondare, nel 2022, Koala Strategy, una piattaforma digitale interamente dedicata ai malati oncologici.

Flora Casalinuovo

Giornalista, nata a Milano nel 1977, si occupa di attualità, ricerca scientifica e temi sociali. Scrive per *Donna Moderna* e per *Fondazione Airc*. Ha un marito, un figlio e un cane e una valigia sempre pronta per scoprire posti nuovi.

www.ingramcontent.com/pod-product-compliance
Lightning Source LLC
Chambersburg PA
CBHW021433080526
44588CB00009B/515